人は「感情」から老化する

——脳の若さを保つ習慣術

和田秀樹

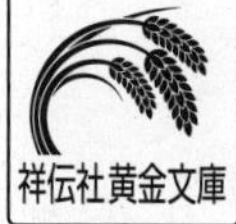

脳の若さを保つ38のポイント

1 たった今、仕事を引退するとして、毎日、打ち込めるものはあるかと自問する
2 テレビはこまめにスイッチを切る。思い切って捨ててみる
3 趣味にまつわる一年に一度の大イベントを計画して実行する
4 好きな小説の舞台を実際に訪れてみる
5 「これは当たりそうだ」という起業のアイディアを考える。ポイントは質より量
6 「そりゃ、そうだよ」が口癖の人は要注意
7 「年甲斐もない」は最高の褒め言葉である
8 少々不道徳なことでも、楽しめそうなら、積極的にやってみる
9 定期的に会合が開かれるような「同好の士」のグループを早くから見つける

「感情老化」度テスト

※当てはまるところに○を付ける	YES	どちらともいえない	NO
●最近は、自分から遊びに友達を誘ったことがない			
●性欲、好奇心などがかなり減退している			
●失敗をすると、昔よりもうじうじと引きずる			
●自分の考えと違う意見をなかなか受け入れられない			
●年下にタメ口をきかれると瞬間的にムッとする			
●「この年で始めたって遅い」とよく思う			
●この年なので、お金を使って楽しむより老後に備えて、お金を貯めたいと思う			
●あることが気になったら、しばらく気にし続ける			
●最近、何かで感動して涙を流した記憶がない			
●かっとなって部下や家族にどなることが多い			
●起業など、若い人の話だと思う			
●この半年、1本も映画を見ていない			
●夫婦喧嘩をすると、怒りがなかなか収まらない			
●新刊書やカルチャースクール、資格試験学校、旅行などの広告に興味がわかない			
●友達の自慢話を聞いていると、昔よりじっと聞いていられない			
●この1カ月、1冊も本を読んでいない			
●最近の若い奴のことはわからない、としばしば思う			
●今日あったできごとが気になって、落ち着かずに眠れないときが多々ある			
●最近、涙もろくなった			

	YES	どちらとも いえない	NO
●昔と比べて、斬新なアイディアが思い浮かばなくなった			
●グルメ雑誌、ファッション誌なんて自分とは別世界のことと思う			
●一つの気に入った案が思いつくと、なかなか別の考えが浮かばない			
●昔よりイラっとくることが多くなった			
●ここ数年、旅行は自分で計画せず、人の計画に丸乗りするだけだ			
●昔と比べて、いろいろなことに腰が重くなった			
○の数			

※「○の数」にそれぞれ「3」、「2」、「1」をかける　×3 ＝ ①□　×2 ＝ ②□　×1 ＝ ③□

※当てはまるところに○を付ける	YES	どちらとも いえない	NO
●「ごますり」とわかっていても気持ちいい			
●「あいつは○○だから」という、人の性格などを決めつけたような発言をよくする			
●人にものを尋ねるのが億劫だ			
●仕事で、こうしたほうがいいと思うことがあっても、面倒くさいので提案しない			
●一度嫌い（好き）になった人物のことは、なかなかいい点（悪い点）を認められない			
○の数			

※「○の数」にそれぞれ「2」、「1」、「0」をかける　×2 ＝ ④□　×1 ＝ ⑤□　×0 ＝ 0

①□ ＋②□ ＋③□ ＋④□ ＋⑤□

＝□歳＝あなたの「感情年齢」

実際の年齢より「感情年齢」が上の人は要注意！

青春とは臆病さを退ける勇気、
安きにつく気持を振り捨てる冒険心を意味する。
ときには、二〇歳の青年よりも六〇歳の人に青春がある。
年を重ねただけで人は老いない。
理想を失うとき初めて老いる。
（サムエル・ウルマン「青春」作山宗久訳より）

文庫のまえがき

最近、とてもありがたいことに、私の本の評判がいいようです。書店によっては、『80歳の壁』『70歳が老化の分かれ道』『60歳からはやりたい放題』などの著作を「和田秀樹コーナー」として、まとめて置いてくださっているところもあるとのこと。とても嬉しく、そしてありがたいことです。

これらの本が多くの人に読まれているのは、年をとっても元気でいたい、老化からは無縁でいたいという願望が、それだけ大きいということだと思います。

そこで、出版社に頼んで、10年以上前の自著を文庫にしてもらうことにしました。それが本書『人は「感情」から老化する』です。

タイトル通り、老化は「感情」から始まります。ということは、感情が老化しないようにさまざまな刺激を与えればいい。ではどんな刺激を与えればいいのか、ということを精神科医の立場から具体的に書いています。

いわば、最近の私の本の先駆けともいえる1冊です。

なにしろ10年以上前、2006年11月に上梓した本ですから、具体的なエピソードとしては少々（かなり？）古いものが出てきます。ニンテンドーDSやミクシィと言われてもピンとこない読者のほうが多いかもしれません。しかし、それらのエピソードを通して語られている真理は、今も通用するものばかりです。

本書の冒頭に「POINT」をずらっと並べました。これは、本文の各項目最後に置いている、その項目のまとめです。一読していただければ、今も通用することばかりであることをご理解いただけると思います。

ぜひ本書を手にしていただいて、そのポイントをひとつでもふたつでも、実践していただければと思います。もちろん、できるところからで構いません。それが老化を止める、最初の1歩です。

その意味において本書は、私の一連の老化予防本の「スタートラインに位置する1冊」といえるかもしれません。

本書が、皆さんの生きるヒントになれば幸いです。

二〇二三年一月

和田秀樹

まえがき

昨今はアンチエイジングブームで、少しでも若くありたいという機運が高まっている。健康食品ブームやメタボリックシンドロームという言葉の流行は、内臓を少しでも若返らせよう、老化を防ごうという考え方に基づくものだろうし、脳科学ブームで脳のドリルやニンテンドーＤＳなどが売れるのは、脳の若返りを願う、脳の老化予防を求める心理に訴求（そきゅう）したからだろう。

最近では「脳年齢」という言葉が大ブレークしているが、実際、この手のゲームを買っているのは、老人より中高年層らしい。

外見の若返りはもっと盛んで、中高年向けのコスメやエステは当たり前のものになっているし、昨今は男性向けのエステ市場が急成長し、客には中高年男性も多い。

キャピキャピのアイドルだけではなく、「いつまでも若い」黒木瞳（くろきひとみ）さんのような人がファッションリーダーとして注目を集めているし、セレブ主婦向け雑誌の『ＳＴＯＲＹ』や、ちょいワルオヤジという言葉を生み出した雑誌『ＬＥＯＮ』は絶好調である。

「健康」「脳の機能」「見た目」の三つが、国民の三大関心事になっているわけだが、この三つを手に入れるためにも、もっとも大事なのが実は「感情の老化」を防ぐことだ。

私は、高齢者、老年医学を専門とする精神科医である。現在も臨床にたずさわり、高齢者の脳機能などを長らく観察した結論は、人間の本質的な老化のスタートは「感情の老化」にかかっているということだ。

一つには、たくさんの脳を観察してきた結果、感情機能や自発性や意欲を司る「前頭葉」という部分から人間の脳の老化が始まるということを知り、その確信を深めているということがある。

さらに言うと、感情が老化し、「意欲」や「自発性」や「好奇心」が低下すると、体を動かさなくなったり、頭を働かせなくなるので、ほかの機能の老化が進むということがある。

高齢者の場合、知能テストで測られる知能や歩行能力などの実用機能は、そう衰えるわけではない。しかし「使わないときの衰え」は速い。たとえば、インフルエンザをこじらすなどして一カ月も寝込んでしまうと簡単に歩けなくなってしまうし、年齢によっては軽い認知症（痴呆）のようになってしまうこともある。

「感情」についても同じことが言える。「感情の老化」に気づかずに放っておくと、気づいたときには「引きこもり老人」のような状態になってしまうかもしれない。

そして、「感情の老化」は、個人差はあるが、四〇代から始まるのだ。

四〇代からの感情老化をそのままにしておくと、体力低下や知的機能の低下につながり、先ほど述べた「健康」「脳の機能」「見た目」は、どんどん老化・悪化してしまう。

逆に感情を若く保つことができれば、この三つをいつまでも若く保つことができる。知力、体力よりまず気力が大事だというのは、昔から言われている真理なのだ。

そのために、まず自分の「感情年齢」を自覚していただくべく、前頭葉のさまざまな機能の老化がどんな形で現われるかを元に、「感情老化」度テストを作ってみた。

これが実年齢より上になっている人は、やはり老化が早いということで要注意である。

ちなみに私は三九歳であった。実年齢よりは若かったが、さらなる若返りを図りたいと誓った次第である。

本書を読まれた方が「感情の老化」の実態を理解し、感情の老化予防習慣を一つでも実行しようと思ってくださったなら、著者として幸甚（こうじん）である。

二〇〇六年十月

精神科医・和田秀樹

序章　「感情の老化」とは何か？

――人間の脳は「前頭葉」から縮み始める

1章 何もやる気にならない人、何でも心から楽しめる人

2章 いつもイライラしている人、のんびりと心静かな人

3章 落ち込んだら長い人、パッと切り替えのできる人

4章 物忘れのひどい人、記憶力が衰えない人

5章 年を取ることが不安で仕方ない人、年を取っても気楽に生きられる人

序章

「感情の老化」とは何か？

――人間の脳は「前頭葉」から縮み始める

数千枚の脳の写真から見えてきたこと

医師として私が専門としているのは、「老年精神医学」の分野である。以前は日本に三つしかなかった老人専門の総合病院の一つ、東京都杉並区の浴風会病院に勤め、一〇年にわたって診療に当たるという得難い経験もしてきた。現在も週に一度は、臨床医としてお年寄りと向き合っている。平たく言えば老人専門の精神科医だ。

それゆえに臨床の医師として、毎日、数多くの老人に接して、ＣＴ（コンピュータによる断層撮影）やＭＲＩ（磁気共鳴画像診断装置）で撮影した、おびただしい量の高齢者の脳の写真を見てきた。

物忘れがひどくてアルツハイマーになったのではないかと心配する人の脳、徘徊する老人の脳、意欲がなくなってしまった人の脳など、画像から病変の有無を探るために脳内の撮影は行なわれる。

うつ病が疑われる人でも、高齢者の場合は、脳の血管が詰まっていないかを確かめる場合もある。年間一〇〇枚から二〇〇枚ぐらいの脳の写真を見ているので、かれこれ二〇〇〇枚以上は見てきたと思う。

ご存じのようにＣＴやＭＲＩは、人体を輪切りにした画像を苦痛なく撮影する装置である（ＭＲＩは多少、音がうるさいが）。記憶を司る「海馬」という部分は骨に隠れているため、従来のＣＴでは見えにくかった場所だが、ＭＲＩを使うと、縮み具合がよくわかるのだ。

高齢者の脳をこうした写真で見ると、多かれ少なかれ縮んでいることがわかる。人間の脳は、年をとると縮んでいくのは自然なこと、生理的な宿命だと言ってよい。

数多く見ているうちに、萎縮の度合いでほぼ年齢の想像がつくようになり、写真を見た際に、「この人は年齢の割に萎縮が少ない」などといった感覚も持てるようになった。

また、各部位が、一律に縮むわけではないことは、医学的なデータから明らかになっている。同じ人の脳の中でも、後頭葉は縮み方が激しいが、側頭葉はそうでもない、ということがあるのだ。

老化に関する脳の変化で意外なのは、物忘れがひどくなったり、記憶力が衰えたからといって、真っ先に記憶を司る海馬が縮むわけではない、ということだ。海馬よりもっと先に、早くから縮む部位があるのだ。それが脳の前の方の部分、「前頭葉」だ。

感情を司る「前頭葉」から、まず縮み始める

次ページの図①はシェーファーという神経病理学者が、平均七七歳の正常に老化した人たちの脳と、認知症（痴呆）の高齢者たちの脳を、二〇代（正確には一九歳から二八歳）の若者の脳と比べて、神経細胞の減少の割合を比較したものだ。神経細胞が減っていくこと、イコール脳の萎縮と考えてよい。

ちなみに、脳の各部位の役割を大まかに言うと、次のようになる。

◎前頭葉　・前頭極…………自発性、意欲、切り替え（スイッチ）
　　　　　・運動前野………創造性、感情のコントロール、意欲
◎側頭葉　・側頭連合野……上半分は聴覚による言語理解（右脳、左脳、どちらの側頭葉が言語理解を司るかは人によって違う。多くの場合左脳だが、優位なほうを「優位半球」という）、下半分は形態の認知（人の顔を見た際に誰の顔かを見分けるなど）を行なう

図①：正常老化でも、"前頭極"は認知症と同じくらい縮んでしまう！

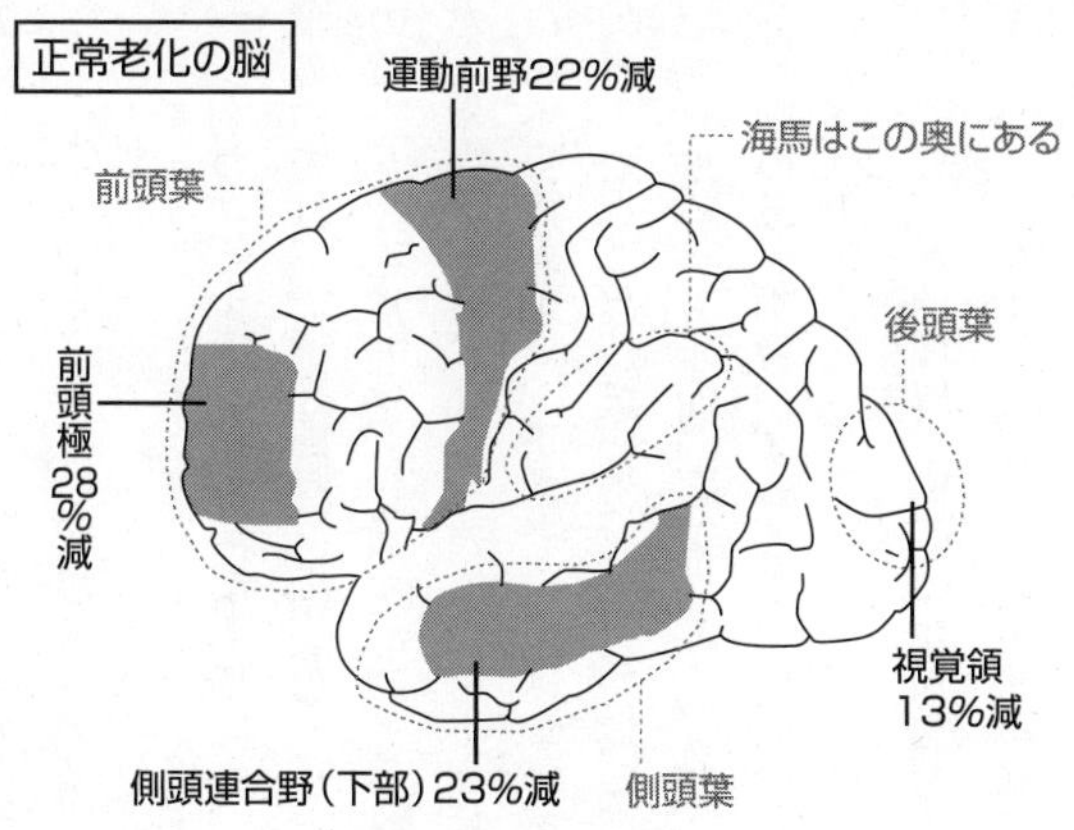

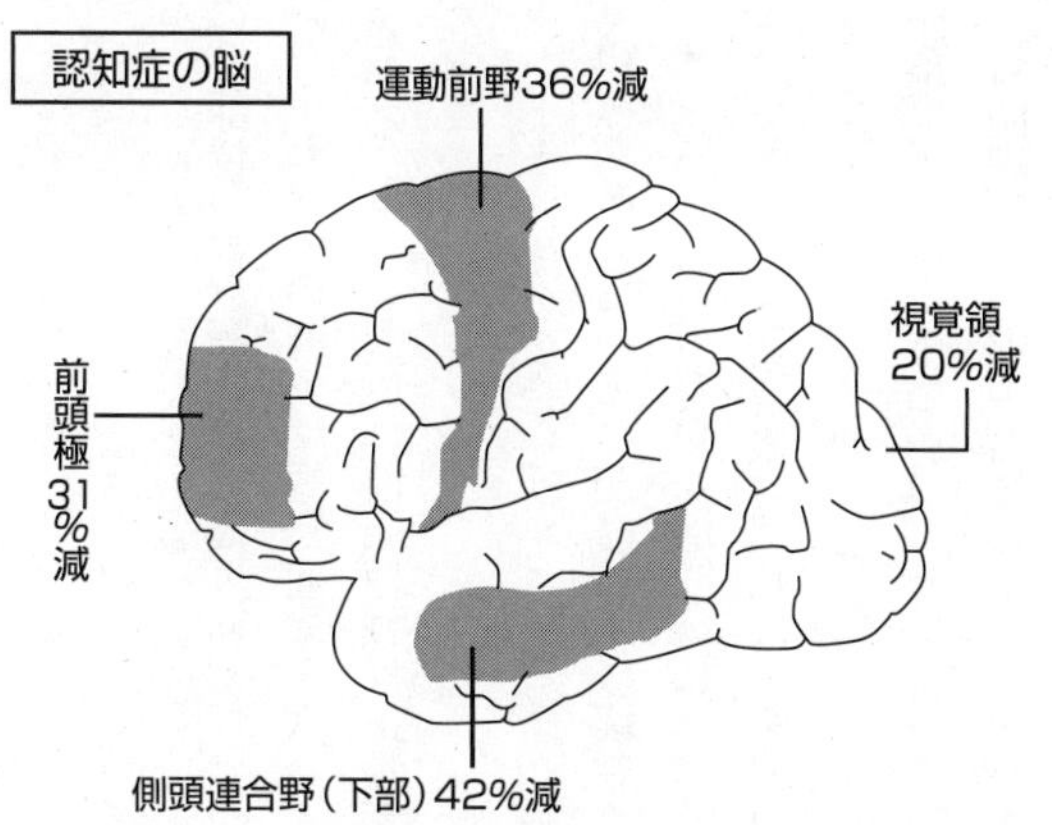

（「加齢による神経細胞の減少割合」シェーファー、1972）

◎後頭葉　・視覚領……………視覚情報の理解
◎海馬　……………………記憶のメモリー

図①からもわかるように、正常な老化でも、脳の各部位の神経細胞は減っていく。

前頭葉の中では、「運動前野」は正常老化で二二パーセントの減少、認知症で三六パーセントの減少と、正常老化と認知症の間でかなり差がついているが、「前頭極」は正常老化二八パーセント、認知症三一パーセントとほとんど差がない。

それに比べて後頭葉は、正常老化では一三パーセントと減少の度合いが小さい（認知症では二〇パーセント）。後頭葉には視覚に関係する領域があって、ここが部分的に壊れると目には見えていても空間認知や文字の意味がわからなくなるのだが、前頭葉に比べると、神経細胞の減少割合がずっと少ないのがわかる。つまり、視覚情報の理解は年を取っても落ちないわけだ。

それに比べて、言語理解や形態の認知を司る側頭葉は正常老化で二三パーセント（認知症では四二パーセント）であり、視覚情報よりも、言語理解や形態の認知のほうが、衰えが先に来ることがわかる。

この図には出ていないが、記憶を司る海馬の減少は、正常老化で約二〇パーセントというデータがある。しかも前頭葉よりも後になって縮んでくることがわかっている。

以上のことからわかることは、正常老化での前頭葉、とくに「前頭極」の減少度合いの大きさだ。つまり、年齢を重ねていくとき、「記憶が悪くなった」とか「同じことを繰り返すようになった」といった問題が現われるよりも、まず自発的な意欲の減退や、気持ちの切り替え（スイッチ）ができなくなることが先に来る、ということだ。

人間の脳は、老化に伴って、感情を司る前頭葉からまず縮み始める――このことは臨床の医師として膨大（ぼうだい）な高齢者に接し、何千枚ものＭＲＩやＣＴの写真で高齢者の脳を見てきた私の実感でもある。

前頭葉は、高度で人間的な感情を司る

前頭葉は、大脳の前方の部分で、思考、意欲、感情、性格、理性などを司る部分である。これらの機能が、老化とともに低下していく。

もちろん感情が老化しても、悲しければ泣くし、喧嘩をして腹を立てたりもする。認知

症の人でも泣いたり、笑ったりする。こういった原始的な感情は脳の「辺縁系(へんえんけい)」という部位が司っているのだが、前頭葉はもっと微妙な感情や、感情に基づく高度な判断を担う、いわば司令塔である。映画やドラマを観たり、小説を読んで感動することや、そこから触発されたりすることが前頭葉の働きである。

意欲や自発性といった感情は、行動の決定にも直結する。高齢になってから起業する人や、大発明をする人はまずいない。このことも、前頭葉機能が若いころよりも低下していることと無縁ではなさそうだ。

画家や書家をはじめ、芸術の分野では「大器晩成(たいきばんせい)」などという言葉も成り立ちやすいが、それは、この道一筋に励んできた結果、到達するものだ。六〇代、七〇代になって新しく何かを意欲的に始めることは、一般的には希有(けう)なことだろう。

その一方で、たとえば定年退職後に、海外と日本を行き来しながら暮らしている夫婦も増えている。日本が寒い季節は南の国で生活し、春や秋の気候のいいときは日本に住む。経済的にゆとりがあれば、それも可能だし、理想的かもしれない。

また逆に、退職金や貯蓄が不十分で、経済的な不安を抱える人の中にも、退職後は生活費の安い東南アジアでの暮らしを考えている人も少なくないと聞く。

いずれにしても、こうしたライフスタイルを成功させるには、新しい環境へ飛び込むことをいとわない意欲と、柔軟性が欠かせない。新しい生活を始めようという意欲が湧き、現地で新生活を楽しめるなら、前頭葉がしっかりと機能していることは間違いなさそうだ。

「若々しい老人」と言うと言葉が矛盾するようだが、年齢は重ねていても前頭葉が若々しくあり続けることは、決して夢物語ではない。

前頭葉が本格的に壊れると、「保続」という現象が起こる

老人を揶揄して「頑固ジジイ」と呼ぶことがある。

ひとつの考えに凝り固まってしまって、新しいものごとを柔軟に受け入れることができなくなる。気持ちの切り替えができなくなって、いったん腹を立てるとなかなか怒りが収まらなかったりする。こうした徴候や行動を指して、「頑固」と呼ばれるわけだ。

私はこれも、前頭葉の機能が落ちてきたことに関係があると考えている。

というのも、前頭葉が本格的に壊れると、同じことを繰り返してしまう「保続」という

現象が起きるからだ。具体的にはこんなことだ。

たとえば診察室で「あなたのお誕生日はいつですか？」と尋ねたとき、正しく「大正十二年五月三十日です」と答えたとする。続けて「どこで生まれましたか？」と聞くと「大正十二年五月三十日です」という同じ答えが返ってくる。質問が変わっても、同じ答えを繰り返してしまう。

最初の質問にはちゃんと答えられるのだから、理解力が悪くなっているわけではない。「昨日は何を食べましたか？」と質問したとき、ちゃんと「ラーメン」という答えが返ってくるなら記憶力にも問題がないことがわかる。そんな人でも「今日、この後のご予定は？」と尋ねると「ラーメン」と答えたりする。

ある考えや答えが出たときに、そこからスイッチが切り替わらなくなる。だから答えが変えられない。これが「保続」である。

ここまで極端でなくても、怒ったときに怒りがなかなか収まらない、悲しくなったり、うつのようになったときにそこから抜け出せないのは、感情にも保続が起きていると考えられる。つまり感情の切り替え、スイッチが悪くなっているのだ。

老人に限らず中高年層でも、機嫌が悪くなるとずっと仏頂面になってしまう人が少なからずいる。これはつまり、感情に現われた保続と言っていいものだろう。あるいは、考えの切り替えができなくなる人も少なくない。

どうも人間の老化の中では、「前頭葉の機能低下」が、まっ先に起きているのではないかと考えられるのだ。

過去の成功体験を語る中高年に起きていること

そのような機能低下が起きているかどうかを医学的に診断するには、前頭葉機能の検査のひとつ、ウィスコンシン式カード分類テスト（WCST）がある。図②（33ページ）で示すように、四色・四つの図形・四つの数のカードを、いずれかの基準で並べ、被験者がそのルールを見抜けるかどうかで前頭葉の機能を検査する。

たとえば、1・2・3・4・1・2・3と並ぶと、次は4だとわかる。1・4・3・2・4・2・1……とデタラメな数が並んでいても、色が赤・青・黄・緑・赤・青・黄と並んでいれば、次は緑である。最初はわからなくても、何回か繰り返せば、どういうルールで並んでいるのかがわかってくる。

そうなると今度は、図形で三角、星、十字、丸を繰り返すというふうにルールを変えていきながら、それに気がつくかどうかをテストするわけだ。

ところが前頭葉の機能が落ちていると、それができない。ルールの変更があると、もうついていけない。数の順番だと最初に理解してしまうと、色の並びに変わるというパターンになるとすっかりお手上げで、何度繰り返しても皆目見当がつかなくなってしまう。

このWCSTは、先ほどの問診に比べるとはるかにレベルの高いテストなので、「難しすぎて認知症の検査には使えない」と言われることもある。だが、それだけに、「老化の始まり＝前頭葉の機能低下」を知る手がかりになる。多少若い人でも、前頭葉の働きが悪い人は引っかかる。また統合失調症の患者では、この種の前頭葉機能の成績が悪いとも言われている。

過去の成功体験をいつまでも語って嫌われてしまう中高年は少なくない。たぶん、あなたの周りの上司やOBにもいるのではないだろうか。

時代はすっかり変わっても、自分の経験が唯一の物差しと信じ込んで説教するタイプは、おそらくこのWCSTを苦手とするはずだ。前頭葉の働きが低下しているから、凝り固まった考え方から新しい考え方に切り替えられない。一種の保続が起きていると考えら

図②：ウィスコンシン式カード分類テスト（WCST）

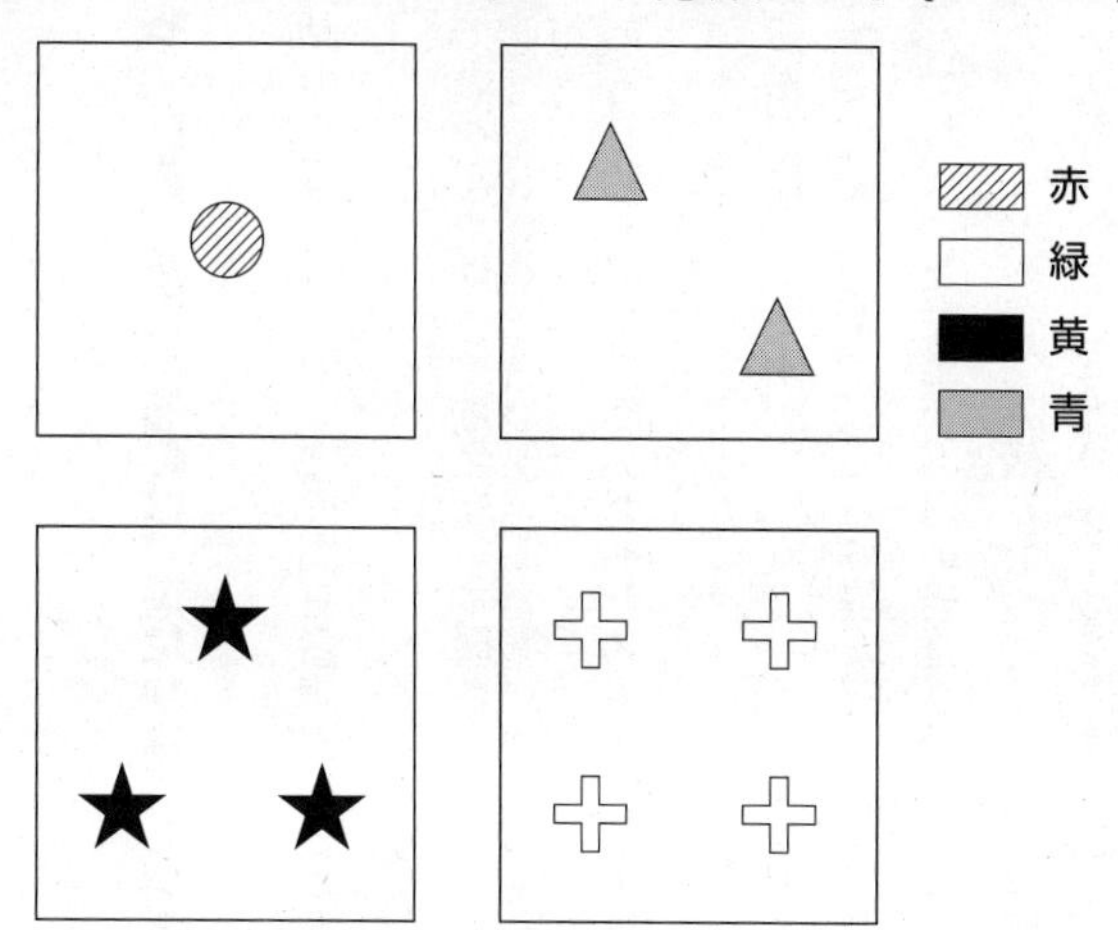

れるからだ。

川島隆太教授が「音読」や「計算」を勧めるのは、理にかなっている

四〇代にもなると、会話の中で人の名前などの固有名詞が、とっさに思い出せなくなることがしばしば起きる。

「ほら、あの女優、なんていったっけ？　さえない本屋さんとハリウッド女優が恋に落ちる映画に出てた……」

「あ！　わかった『プリティ・ウーマン』でリチャード・ギアと共演していた女優だろ」

「そうそう。名前、なんていったっけ？」

「ここまで出かかっているんだけど……！」

つい先日も、知人の奥さんがこの女優に似ていて美人だという話から、人名が思い出せないという迷路に入り込んでしまった。誰でも思い当たる節があるはずだ。

年を取るほど、こうしたやりとりが日常茶飯(さはん)になってくるし、家電機器の多機能リモコンの使い方などもなかなか覚えられない。誰でもこんな体験をしているから、「脳の老化」

というと「記憶力の低下」とすぐ結びつけて考えるのだ。

近年、書店の店頭には、「脳を鍛える」「脳を活性化する」といったタイトルの本が大量に並んでいる。大ヒットしたニンテンドーDSのゲーム『脳を鍛える大人のDSトレーニング』は、松嶋菜々子（まつしまななこ）が「え、五二歳……？」とつぶやくCMも話題になった。つまりそれだけ多くの人が、物忘れがひどくなることを「老化の始まり」だと気にしているわけだ。

記憶力の衰えは実感しやすい。だが実は、「前頭葉機能」のほうが先に低下するし、より本質的な老化に関係している。つまり、記憶力の低下以前に、自発性や意欲が衰え、感情の切り替えやコントロールができなくなり始めるということだ。

「脳を鍛える」ブームの立役者のひとり、東北大学未来科学技術共同研究センター（現・同大学加齢医学研究所所長）の川島隆太（かわしまりゅうた）教授が、単純な計算問題を解いたり、音読することを勧めるのは、理にかなっている。

彼が提唱する「学習療法」は、毎日、「読み・書き・計算」を反復練習する。これは記憶力を直接鍛えるトレーニングというよりは、前頭葉を刺激するトレーニングなのだ。つまり、特別に記憶力を鍛える練習はしなくても前頭葉が活性化されれば、物忘れが改善されたりするのである。

ちなみに冒頭の会話に出てくる女優はジュリア・ロバーツ。さえない本屋さんの恋物語は『ノッティングヒルの恋人』だ。思い出せなくてイライラした人もいるだろうから念のために書き添えておく。

意欲の差が、「若々しさ」と「年寄り臭さ」を分ける

前頭葉の老化は早ければ四〇代、五〇代から始まる。これ自体は自然の摂理（せつり）であり、当たり前なことだ。だがそれを放っておくと、五〇代、六〇代になったときに、若々しい人と年寄り臭い人で、猛烈な差がつく。

というのは前頭葉が老化して機能が低下すると、自発性や意欲も、じわじわと衰えていってしまうからだ。こうした人は、身なりも構わなくなる。若返り美容やアンチエイジング（老化防止）にも興味が湧かなくなるので、外見もすっかり老け込んでしまうのだ。それでも一昔前までなら、若返り美容やアンチエイジングなどはなかったから、前頭葉が老化してようが、そうでなかろうが、ルックスにはあまり差がつかなかった。

ところが現代は、若さを保つさまざまな方法がある。アンチエイジングの技術も発達しているし、ファッションの多様化や個性化が進んでいるので、いくつになってもお洒落(しゃれ)が楽しめる。美容整形も含めて、比較的容易にシワを取ることもできて、外見に関する限り、若々しさを保てるのだ。

だから五〇代になっても、かつての三〇代にしか見えない人もいるかと思えば、すっかり老け込んで七〇歳近くに見える人もいて、極端な差がつくわけだ。

女性の場合、化粧をしなくなると一気に老け込んでしまうものだ。外見の容色もさることながら、いわゆる「心が老けてしまう」のである。男性も同じことで、オヤジ臭いファッションで平気なのか、ちょっとお洒落で、小綺麗でいたいと思うかで大差がつく。

つまり、出発点の「意欲の差」によって、結果に雲泥(うんでい)の差が出るのだ。

さらに問題なのは、自発性や意欲が低下すると、日常生活の中で頭を使う機会がますます少なくなってくることだ。何事につけ億劫(おっくう)になってくるので、体も動かさなくなる。出歩かないから、なおいっそう脳が刺激されることも少なくなって、心身ともに老化が進んでしまうことになる。

感情が老化してくると「めんどくさい」「もうこんなことしなくてもいいだろう」など

という言葉が口をついて出てくるようになる。限界を知ってしまうことも起こりがちだ。「もうこれ以上賢くならなくてもいい」「もう年だし、こんなもんだ」などと自分に言い聞かせて諦めてしまうわけだ。欲がなくなってくるのである。

作家の赤瀬川原平さんは、加齢による衰えを肯定的に捉える言葉として「老人力」と名付けたが、欲がなくなるのも確かに「老人力」だろう。老成ゆえに信用されることもある。しかし一方では、欲がなくなったがゆえに枯れていくという面は否めない。

何かにつけて「めんどくさい」「もうこんなことしなくてもいいだろう」と感じて、そんな言葉が口をついて出るようになってくると、本当に老け込んだ年寄りになってしまう。「欲」を保ち続けるのも、感情の老化と闘っていくために大事なことなのだ。

年を取っても、体力・知力は意外に衰えない

以前から私は「年を取ったらわがままになろう」「反社会的なことでない限り、老後は好きなことをして遊んだほうがいい」と主張してきた。美味しいものを食べ、お洒落をして、ボーイフレンド、ガールフレンドと遊び歩いて、「年寄りのくせに」と顰蹙を買うぐ

らいのほうがいいのだ。というのも、心を揺さぶるような刺激的で楽しい体験は、老化防止につながるからだ。

「感情の老化」が防げれば、「肉体的な老化」はかなり防ぐことが可能である。医学的に見ると、体力や知的機能よりも感情機能のほうが先に衰える。つまり感情が老化するから老け込んでしまうのであって、肉体は若い人と比べても遜色（そんしょく）ない。それが現代の高齢者の姿だ。

事実、われわれが思っている以上に、昨今の高齢者は足腰が達者だ。しかも若返りがどんどん進んでいる。

41ページの図③は、いわゆる高齢者とされる六五歳以上の人で、杖をついたりすることもなく、すたすたと普通の速度で歩ける人（歩行能力正常者）の割合を、東京都が調査したものだ。

これで見ると、二〇〇〇年では、六五～六九歳だと、およそ九五パーセントの人はまったく正常に歩行ができ、七五～七九歳でも九〇パーセント近くの人が、若い人に負けないくらい普通に歩いている。

これが一九八〇年当時だと、六五～六九歳の正常歩行の割合は、九〇パーセントを切っている。これは二〇〇〇年の七五～七九歳とほぼ同じような数字であり、歩行能力から見る限り、この二〇年間でだいたい一〇歳ぐらい若返っていることになる。

また、年を取っても、知的な機能も、実はそれほど衰えない。

次ページの図④は東京都小金井市の正常老化の高齢者による知能テストの結果である。七三歳時では言語性ＩＱも動作性ＩＱも、どちらも一〇〇を超えている。

言語性ＩＱとは、語彙や単語力、理解力、普通の計算問題、類似性を問うテストなど、文字や言葉で答えるものだ。これは年を取っても思いのほか落ちないことが知られている。

たとえば月刊誌『文藝春秋』は、読者の平均年齢は、一説には六五歳ほどと言われ、八〇代の読者も大勢いると聞く。活字だらけで分厚い硬派の総合月刊誌で、国内外の政治経済や社会問題を、興味を持って読めるだけの知的機能は、相当な高齢になるまで残っているのだ。

また、動作性ＩＱとは、絵画を完成させる問題や、組み合わせや積み木など、パズルのような検査である。こちらは年を取れば低下するとされていたのだが、小金井市のデータでは、七三歳時点で、国際平均の一〇〇を超えている。国際平均とは、若い人から高齢者

図③:65歳以上の「歩行能力正常者」は増えている

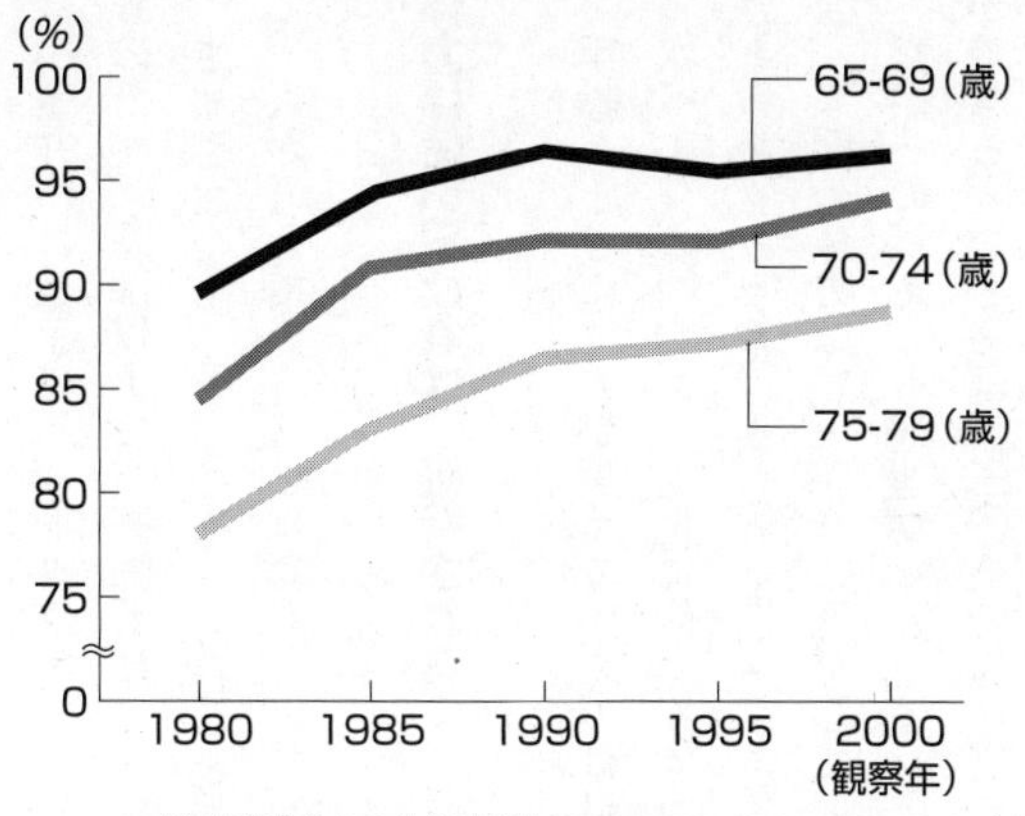

(東京都「老人の生活実態」1980、1985、1990、1995、2000より)

図④:言語性IQは高齢者になっても維持される

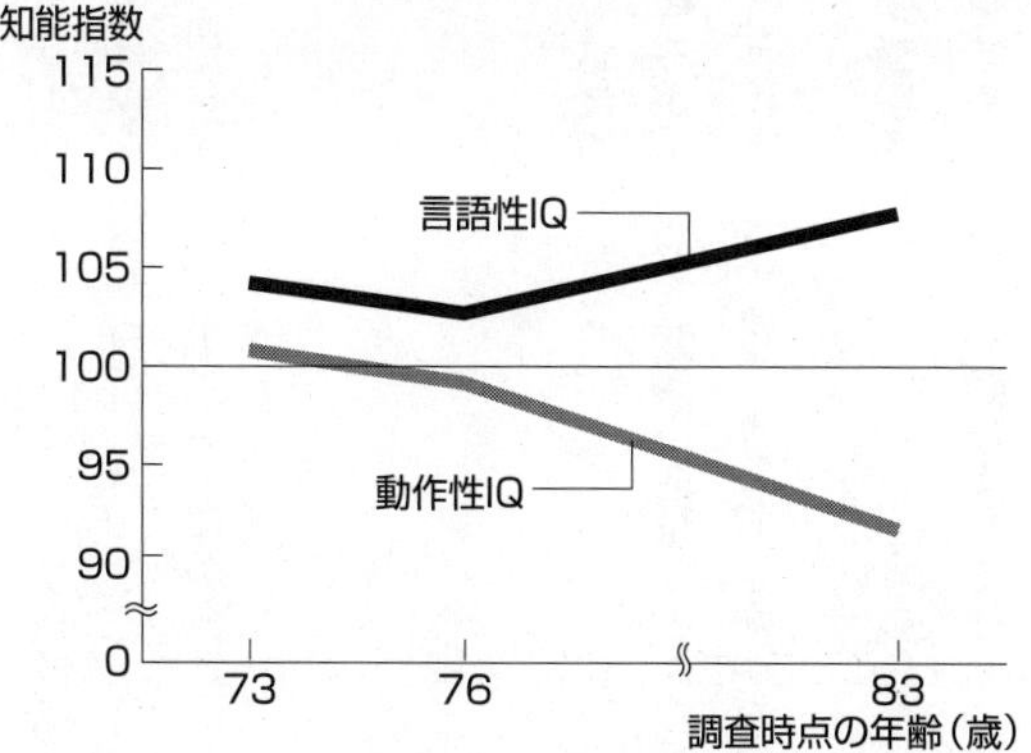

(財団法人東京都老人総合研究所プロジェクト研究
「老化と寿命に関する長期的横断的追跡研究報告」より)

まですべてを合わせたときの基準値だから、その平均以上に成績がよかったことになる。

小金井市は東京のベッドタウンで、元々ホワイトカラーの人が多かったという事情はあるのだが、想像以上に、高齢者になってもＩＱの低下は少なかったのだ。

さまざまなデータが示すように、歩く能力であれ知能であれ、年を取ったからといって、人が考えているほどは落ちないのだ。

体力は使い続ければ、維持される

年齢とともに体力が衰えていくのは自然の摂理で、誰にでも起こる。

次ページの図⑤は、老化に伴って体力がどう変化するかを、最大酸素摂取量などから見たときのグラフだ。当たり前のことだが、スポーツやトレーニングなどをしなかった場合、人間の体力は右下がりに低下していく。

だがその衰え方も、運動などのトレーニングをすることによって、かなり軽減することができる。たとえば、三〇歳で思い立ってスポーツを始めた人は、加齢によって徐々に体力は下がるものの、かなり高い水準で維持することができる。

図⑤:加齢による衰えも、トレーニングでかなりカバーできる

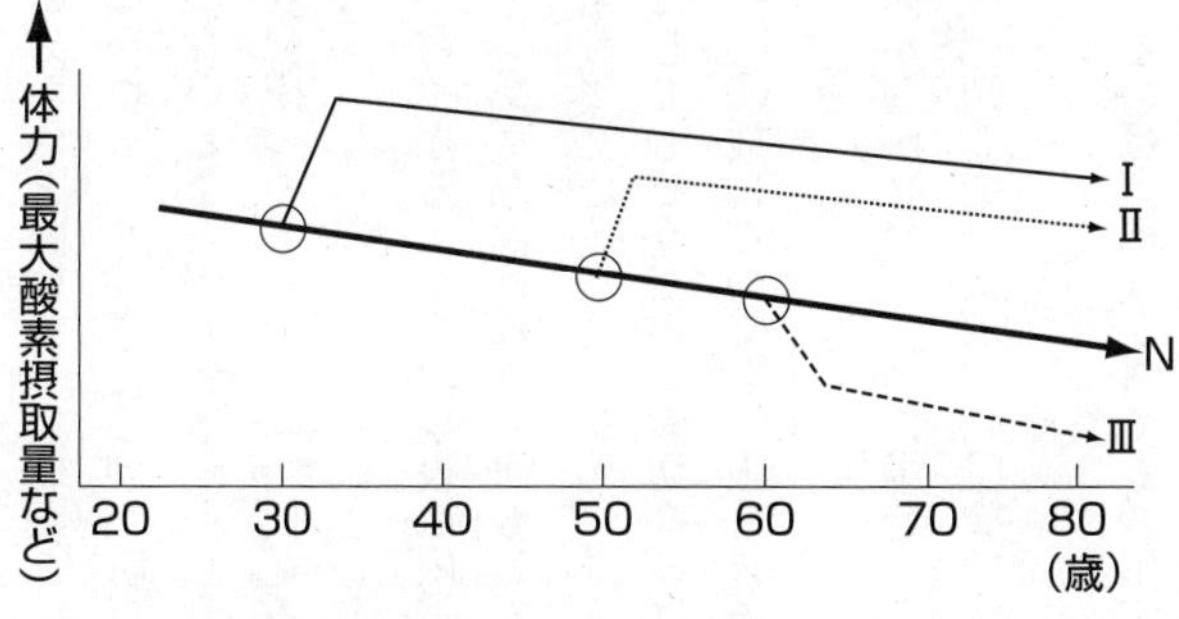

I：30歳でトレーニングをはじめ、ずっと続けた場合

II：50歳でトレーニングをはじめ、ずっと続けた場合

N：何もしなかった場合

III：60歳のとき疾病のため就床した場合

（跡見ら、1978）

では、三〇歳から始めないと間に合わないかというとそうでもない、五〇歳からトレーニングなどを始めた場合でも、八〇歳になった時点で、運動を何もしていない二〇代前半の人並みの体力を持っていることがわかる。もちろん体力と言っても、最大酸素摂取量など、ある特定のデータに限ったもので、二〇代並みのスピードで走れる、といったことではない。

しかし、一〇一歳で亡くなるまで生涯現役の山岳スキーヤーとして名を馳せた三浦敬三さんのように、トレーニングを続ければ、何もしていない二〇代、三〇代よりも、はるかに力強く山を登ったりすることができるのも、また事実だ。

三浦さんのケースにしてもそうだが、大切なのは「ずっと続ける」ということだ。三浦さんは五〇代以降、一〇〇歳になっても、山岳スキーをするためのトレーニングを欠かさなかった。

逆に、病気などで体が動かせなくなった場合、トレーニングをした場合と逆で、そこで大きく下がってしまう。図⑤で言えば、六〇歳で病気をして、体が動かせなかったⅢのケースだ。

このデータからわかるのは、何歳からでもスポーツやトレーニングを始めれば、体力は再び向上するということと、年を取って、病気やケガで寝込んでしまうと、ガクンと体力が落ちてしまって、リカバーするのが難しくなるということだ。これが老化の特色である。先述したように、高齢者になってもほとんどの人が正常歩行をしているけれども、歩けなくなったときは、一気に悪化してしまうのだ。

仮にスキーに出かけて骨折したとしよう。若い人であれば、たとえ一カ月ベッドで横になっていたとしても、ギプスが取れたら翌日から歩けるだろう。ところが高齢者では、そうはいかない。そのまま寝たきりになってしまったり、相当な長期間、リハビリをしないと起き上がることすら困難だったりする。インフルエンザをこじらせたり、肺炎などでも、一カ月ほど寝こんだ場合は、同じように後が大変になる。

年を取れば取るほど、使わなかったときにガクンと機能が落ちてしまう。つまり若いころに比較して、加齢によって大きく違う点は「使わないときの衰え方」なのだ。

年を取ると、「使わなくなった」ときの機能低下が激しい

体力だけではなく、「頭脳」についても同じことが言える。使っていないと衰えていく

ことも、年を取るとともに使わないときの衰え方が激しくなる点も、同じである。

若いころであれば、数年間サラリーマンをした後、突然「やっぱり司法試験を受けるよ」と宣言して、なんとか勉強を始めることができる。大学の講義などさぼってばかりでアルバイトに明け暮れていたような学生が、突然、司法試験を目指して猛勉強を始める例は多々ある。そして、時々ものすごく伸びて夢が実現することもあるだろう。

数年、勉強から遠ざかっていても、若いうちは勉強をとにかくスタートさせて、脳に刻み込んでいくことができるのだ。もちろん一カ月やそこら、病気やケガで入院したところで、知的な機能にまず影響はない。

ところが高齢者の場合、一カ月ほど床について、天井ばかり見る暮らしをしていると、ボケたようになってしまうケースが結構ある。「脳力」も使い続けてこそ維持できるのだ。

大事な点なので繰り返す。

頭も使わないと衰える。しかも、年を取るほど落ち方は大きくなる——ということは、運動機能やIQは低下していなくても、意欲や自発性、その原動力となる好奇心など「感情が老化」してしまって、年を取っているのに体を動かさない生活とか、頭を使わない生活をしてしまうと、いよいよ本当に運動機能やIQまでが衰えていく可能性が高いのだ。

つまり「足腰が弱ってきた」「記憶力が落ちた」などよりも、ずっと気をつけなくてはいけないのが「感情の老化」なのである。

「年を取ったから、ひっそりと地味に暮らそう」と自己規制してしまうのは、老化を促進してしまう。「もう年なのにいつまでも遊び歩いて」と顰蹙を買うくらいの「不良老人」こそが、若々しさを保つ秘訣だ。

好奇心のおもむくまま、アクティブに行動していれば体力、ＩＱも維持されるのに、その最初のところでつまずいてしまって「引きこもり老人」にでもなると、老化は加速度的に進む。「感情の老化」は、あらゆる老化の大本、最大の元凶（げんきょう）と言えるのだ。

「使わないと老化する」のは、感情でも同じことだ。感情も使い続けないと衰え、老化する。刺激のない生活をずっと続けていくと、感情は動かず、錆（さ）びついていく。

加齢とともに前頭葉が縮んでくるわけだから、放っておくと感情の衰えはいち早く進む。それだけに「感情面を刺激する生活」を続けることが必要なのだ。

「感情の老化」を引き起こす三大原因

①前頭葉の老化

繰り返し述べてきたように、前頭葉は思考や意欲、感情、性格、理性といった、人間ならではの振る舞いを司っている。人間らしく、幸せに楽しく暮らすためのエッセンスが詰まっているとも言える。だから前頭葉機能が発達している人は、アクティブだし、若々しい。

ところが残念なことに、脳の中でも早くから神経細胞の減少が起きるのが前頭葉だ。前頭葉を使い続けること、すなわち感情の老化を防ぐことが、すべての老化を食い止める、第一歩といえる。

②動脈硬化

年を取って、多かれ少なかれ、血管の壁にコレステロールなどが沈着して厚くなる。通り道が狭くなって血液が流れにくくなることが「動脈硬化」である。

動脈硬化を起こしている人の脳は、自発性の低下や、泣き出すと止まらなくなる「感情失禁」という現象が起こりやすい。つまり、自分から進んで行動することは少なくなり、感情に振り回されたりしやすくなる。

さらに悪化して、脳の血管が詰まってしまうことが多くなると、「脳血管性の認知症」にさえなってしまうのだが、動脈硬化はその前段階と言える。

動脈硬化を引き起こす危険因子として、確実に悪いとされているのが糖尿病とタバコだ。このほかに高血圧、高コレステロール、肥満、ストレス、性差（つまり男性であること）、加齢などが挙げられる。以前は目の敵にされたコレステロールが、単独因子としてはそれほどのリスクファクター（危険因子）ではないと言われている。ただ、そのほかの要因、糖尿病や肥満、タバコ、高血圧などと組み合わさると、やはり問題となるからコレステロール値にも注意が必要だ。

動脈硬化はいわゆる生活習慣病として、狭心症や心筋梗塞など、心臓をめぐる冠動脈などの血液のめぐりが悪くなったり詰まったりすることが原因で起こる虚血性の心疾患や、脳卒中のような脳血管障害のリスクを高めることはよく言われているが、「感情の老化」も引き起こすことを知っておいていただきたい。

③セロトニン（神経伝達物質）の減少

脳内の神経伝達物質である「セロトニン」は、年を取ると減ってくる。セロトニンの作用は、ほかの神経伝達物質であるドーパミン（喜び、快楽）や、ノルアドレナリン（恐れ、驚き）などの情報をコントロールして、精神を安定させることにある。

脳内のセロトニンが不足すると、一般的にはうつ病になる。若い人でも、セロトニンが一時的に減って、うつ病の症状が出ることがある。うつ病までは至らないまでも、意欲低下、イライラ、体中がどこかしら痛いなどと訴えたり、さまざまな不調を感じるようになる。

この種の不調は、診察室で多くの高齢者が訴える。年を取ると当たり前のように思っているかもしれないが、これも実は感情の老化現象の一つだろう。

セロトニンの原料は、肉類に含まれるトリプトファンというアミノ酸だ。年を取ったら粗食が健康にいいというのは迷信で、食生活には、ある程度の肉類は欠かせないのだ。

次章以降で、実際に陥りがちな「感情の老化」のケースを題材にしながら、感情の老化を防ぐ習慣術、とくに「前頭葉の老化を防ぐ習慣」について述べていきたい。

ここで重要なのは、こうした習慣術はなるべく早くから始めることである。

というのも感情は、老化が進んでしまってからでは、少々の刺激では動かなくなってしまうからだ。感情の老化が進んでしまった後では、旅行のパンフレットを見ても、テレビの旅番組を見ても、出かけるのが億劫になってしまうし、グルメ垂涎（すいぜん）の名店があると聞いても、行ってみようという気が起きない。友人に誘われても、面倒くさくて断ってしまう。

このような感情の老化予防の本があっても読む気にもならないだろうし、ましてや中に書いてあることを実行する気にはならないだろう。

昔は女性と飲める、というだけで喜んで出かけていたのに、それすらも面倒くさくなる。「スケベ心」までなくしてしまったら、感情の老化が相当進んでいる証拠だ。

「楽しいことが起こりそうだ」「面白そうだ」という感情が働いているうちに、何が自分を刺激してくれるのか、何をしているときが寝食を忘れるほど楽しいのかを探しておくことが大切だ。

1章

何もやる気にならない人、
何でも心から楽しめる人

「欲望」は生きるための原動力になる

「ゆく河の流れは絶えずして、しかも、もとの水にあらず。淀みに浮かぶうたかたは、かつ消え、かつ結びて、久しくとどまりたる例なし」で始まる『方丈記』は、本格的に受験勉強で取り組まなくても、多くの日本人の頭に刻み込まれている。

うつり行くもののはかなさ、無常観は、日本人のメンタリティにぴたりと合うのだろう。この随筆の冒頭を知らない中高年はおそらくいまい。

作者の鴨長明については「名前だけ知っている」という人がほとんどだろうが、世の中を捨てた人というイメージを持っているのではないだろうか。事実、鴨長明は神職の高位の家に生まれながら、希望した神社に就職することができなかった。神職として出世の道が閉ざされて、出家してから『方丈記』を書いたのだった。

この鴨長明のように「隠棲する」「枯れる」、というのは日本人の一つの理想の姿ではある。歌人の西行にしても、『徒然草』で知られる兼好法師も、上皇に仕える武士から出家している。出家まではできなくても、「欲」を持たず、恬淡と生きることに心を惹かれるという人も多いだろう。

しかし「欲」とは生きていく上でのガソリン、エネルギー源である。

精神分析学の開祖、フロイトは「性的衝動を発現させるエネルギー」をリビドーと呼んだ。彼の弟子で、後に彼と決別したユングはリビドーをもっと広く、「すべての本能のエネルギーの本体」と捉えた。この解釈の違いがふたりが決別する理由のひとつにもなったわけだが、いずれにせよ「欲」とは、このリビドーと重なる。

フロイトは、イドとかエスと呼ぶ無意識の欲望領域や、それを発現させるエネルギーであるリビドーを馬に、理性の中枢領域である自我（エゴ）を騎手にたとえている。

もともとの馬の活発さ、すなわちリビドーの強さやエネルギーの量、テンションの高さには個人差もあるだろうし、年を取るにつれてリビドーのレベルが下がるのは事実だろう。馬の働きが落ちてくるのである。しかし、そこで騎手まで老けてしまうと、馬はますます進まない。動きの悪くなった馬を、いかに上手にさばくかが大切なのだ。

この騎手の働きをしているのが、前頭葉なのだと考えてよいだろう。エネルギーのレベルが落ちていく中で、いかに前向きに生きていけるかは、前頭葉の働きにかかっている。

若いころに比べると、「馬の働きが落ちてくる＝リビドーが低下する」から、確かに欲望は薄れてくる。性欲に限らず、支配欲や出世欲などもなくなるし、諦めもよくなる。食欲も衰える。

そうでなくても、前頭葉の機能が落ちているわけだから、「まあ、いいや」「ガツガツしてもしょうがない」とものごとに執着しなくなるし、「この年でモテるわけないだろう」と、異性への興味も自ら封印してしまう。

しかし、欲望とは本質的には、生きるための原動力である。年を取ったからといって、それをことさら抑え込んではいけない。いたずらに抑え込むと「何もやる気にならない、何をやってもつまらない」といった人間になってしまう。

逆に前頭葉をしっかり働かせて、欲望をコントロールすることができれば、いくつになっても、「何でも楽しめる人」でいることができる。

年を取っても何でも楽しめる人でいられるか、何をしてもつまらない人になってしまうかは、自分の「欲」とのつき合い方にかかっているのだ。

鴨長明や西行、兼好法師らは、なるほど隠棲した人たちかもしれない。だが、彼らは自分で日記や随筆を書いたり、和歌を詠むなど創作活動に打ち込んでいたのだ。生き方は「枯れている」ように見えても、何かを表現しようという「欲」までは枯れていなかったのだ。彼らの感情は老化しているどころか、老いてますます生き生きとしていた。

寿命の延びた現代、「早枯れ」してしまうと、長い後半生がつらくなる。鴨長明や西行のように、何らかの趣味や打ち込む対象を持つことは、これから年を取っていく人間には必須になっている。

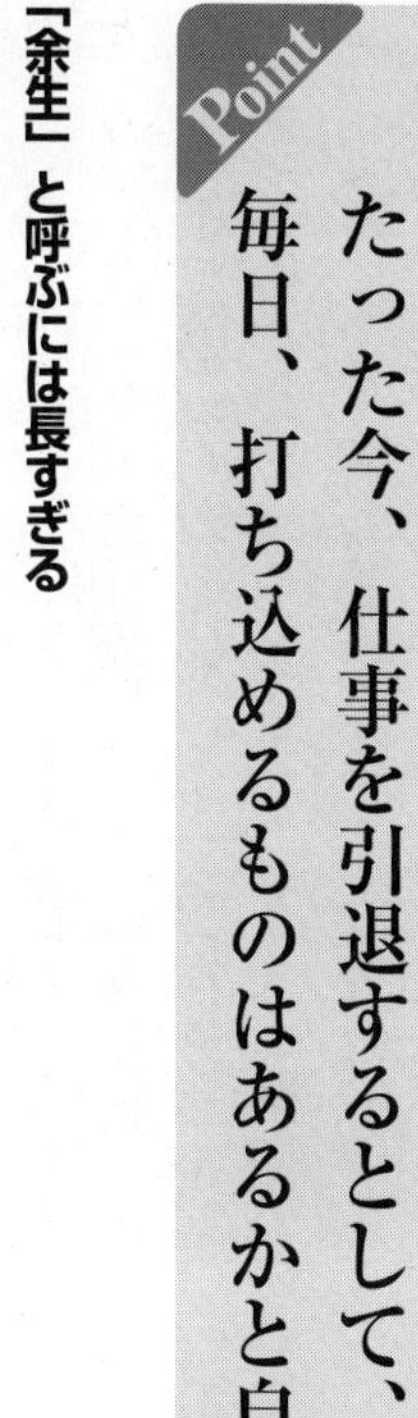

「余生」と呼ぶには長すぎる

老人は家で孫の面倒でも見ながら、おとなしく暮らしているのが「日々是好日」、という幻想がある。なるほどかつてはそうだったかもしれない。

一九五五（昭和三十）年、日本人の平均寿命は男性六三・六〇歳、女性六七・七五歳と非常に短かった。ほんの五〇年前までは、男性の場合、五〇代半ばで定年になると、余生は一〇年もなかったのである。あくまでこれは平均値だから、長生きする人ももちろんいたけれども、総じて六〇代は現代よりもずっと老け込んでいた。

核家族化もそれほど進んでいなかったので、それこそ孫の世話をしながら余生をにこやかに送るのが理想的な老後だったのだ。現在の中高年が生まれたのは、そんな時代だった。つい最近までそうだった、と言えなくもない。

現在はそれが様変わりしている。厚生労働省の発表している簡易生命表によると、二〇〇五（平成十七）年の平均寿命は男性が七八・五三歳、女性は八五・四九歳にまで伸びている（令和三年では男性八一・四七歳、女性八七・五七歳）。ちなみに同じ生命表によると、六〇歳時での平均余命は男性二二・〇六歳、女性二七・六二歳である（平均寿命とは〇歳時の平均余命のこと）（同じく令和三年では男性二四・〇二歳、女性二九・二八歳）。定年以降も働きたいという人も増える一方で、早期退職も珍しいことではなくなっている。となると現役を退いてから、二〇～三〇年の時間があることになる。

これはもう「余生」というレベルではない。序章で述べたように、身体機能もずっと若返っているのだし、知的機能は意外なくらいに衰えない。昔のイメージで捉えるのはどう考えても不合理なのだ。

昔はまだ世話をする孫がいたからよかった、とも言える。現代は核家族化が進み、同居している孫もいないからとくに世話を焼くなどの仕事もなく、何の趣味もないから、一日中、テレビを観て家の中でぼーっと過ごしているお年寄りは、少なくはない。これは非常にまずい状況である。

若者よりも、お年寄りの「引きこもり」のほうが深刻

若いころは好奇心が強かろうと弱かろうと、日々の仕事があるわけだし、それだけで人生をぼんやり過ごすことにはならない。ところが定年後の世代になると、意識して好奇心を刺激しておかないと、外出する機会もどんどん減っていく。世間では話題にならないが、これは若者の「引きこもり」と何ら変わらない。

昨今、問題になっている若者の引きこもりより、はるかに実数として多いはずだ。はっきりした数字のデータはないけれども、買い物でしか外に出ないという人は非常に多い。これは若者なら病的な引きこもりだと指摘される状態だ。

こうしたお年寄りの引きこもりは、仕事をリタイアした六〇代から年齢を重ねるごとに目立って増えているはずだ。私の印象では二〇～四〇パーセントが引きこもりやその予備

軍で、八〇代ともなると五〇パーセント以上が引きこもっているのではないかとすら思える。

若者の場合も、きっかけは些細なことであっても、引きこもりが長くなってしまうと、なかなか抜け出せない。最初の一歩が踏み出せなくなってしまうのだ。引きこもりの人を見ていると、やはり前頭葉機能が落ちているような印象を受ける。意欲や好奇心がなくなり、踏み出さないからますます動けなくなるという「悪循環」だ。

お年寄りの場合、引きこもってしまうと、そのまま寿命を縮めることにもつながってしまう。六〇代をお年寄りと言ってしまうのは語弊があるが（私の定義では高齢者は七五歳以上である）、六〇代でも引きこもり同然になってしまうケースはままあるし、そうなった場合、急速に老化が進むのもまた事実である。

すっかり感情が老け込んでから、再び沸き立つまでに蘇らせることは難しい。

私は、「四〇代」が、自分の感情を刺激してくれるものは何かを探したり、試したりして感情の老化予防を始める時期だと考えている。なぜなら、四〇代も後半になると、自分の仕事人生の先行きがある程度見えてきて、役員になれるような人はごく一部なわけだから、多くの人は、多少の「諦め」や「失望」を感じ始める時期だからだ。女性で言えば、子育てが一段落して、先が見えてくる時期だ。

この時期に、虚しさを抱えたまま、たまの休日だからといって、一日中テレビを見てごろごろと過ごしているようでは、将来が危ぶまれる。仕事や子育てに代わる、人生の楽しみを見つけることが大切になってくる。

Point
テレビはこまめにスイッチを切る。思い切って捨ててみる

何も楽しめない、と言う前にあらゆることを試してみる

感情の老化予防を四〇代から始めるのは、ほかにも理由がある。

ひとつには、人生の変わり目である五〇代を迎えると、更年期障害（こうねんき）なども相まって、感情老化を予防しようという意欲が持てなくなるリスクが高まるからだ。そうなる前に、スタートを切っておくのである。

もうひとつの理由が、四〇代くらいになると嗜好が固まってきて、自分が本当に楽しめるもの、好きなことが明らかになっているからだ。

一〇代、二〇代で好きだった食べ物や音楽、打ち込んだ趣味、さらには好みの女性のタイプなどは、四〇代くらいまでにすっかり変わってしまうことは、しばしば起きる。一方、四〇代で好きなことは、六〇代、七〇代になっても好きなままであることが多い。四〇代でゴルフが楽しい人は七〇代になっても楽しいし、カラオケが好きな人、フーゾクで遊ぶのが好きな人なら、七〇代でもやはりカラオケやフーゾクに行きたくなるものだ。楽しめることがあれば、それをしたい、行きたいという欲望や意欲が起きる。ゴルフでもカラオケでも、フーゾクであっても、そこに行きたいと思う限り、少なくとも引きこもりになることはない。

たとえば、八〇代半ばで、歌舞伎が好きで週に一回必ず観に行く、という男性がいる。東銀座の歌舞伎座に行って、築地で魚を買って帰るといった、ライフスタイルを、六〇歳で定年してから、かれこれ二五年も続けているのだ。

とはいうものの、ひとつの趣味に長年没頭できることもあるが、もちろん、飽きてしまう可能性もある。だから四〇代では、「自分の趣味はこれだ」とあまり限定しないで、なるべくアンテナを広げておいたほうがいいだろう。

「何をしてもつまらない」というのは、明らかな老化現象である。

もしも四〇代、五〇代で、その自覚があるのなら、放っておくと、余計に老化が進む。「世の中には面白いことがある！」という経験をしておくのも大切なことだ。

しかし、しっかり退職金が出て、企業年金も充実しているような企業に勤める人は、現役時代は忙しくて、楽しいことを探したり、趣味にうつつを抜かしてなどいられない、と言う人が多い。だが、私が会ってきた一流の企業人は、オペラや歌舞伎など、多彩な趣味を持っている人が多かったのも、また事実だ。

一流の人は、いつまでも若々しい前頭葉を持っている、とも言える。「鶏が先か、卵が先か」のような議論になってしまうが、前頭葉が若々しいから、興味も広がり、実際に行動にも移せる。結果的に前頭葉が刺激されることになり、若々しさを保つことになる「好循環」が生まれるのだ。

この好循環を実現するためには、「何をしてもつまらない」状態に陥る前に、意識して好奇心を刺激する生活を送ることが必要である。

具体的に言うと、「行動する」ことがもっとも大切になる。クラシックを聴くのが趣味なら、CDを集めるだけでなく、一年に一度でもコンサートに行ってみる。グルメ番組が好きなら、チェックしたお店に足を運んでみる。

家の中から、外へ一歩踏み出す習慣をつけることで、「行動」と「欲望」の好循環、つまり前頭葉が活性化する生活が実現するのである。

Point 趣味にまつわる一年に一度の大イベントを計画して実行する

「ニンテンドーDS」をしても、「行動」に移さなければ意味がない

携帯用ゲーム機「ニンテンドーDS」が売れに売れている。累計は一〇〇〇万台を超え、これまで日本で発売されたあらゆるゲーム機の中で、普及のスピードはもっとも速いのだそうだ（令和二年時点で一億五千万台に）。

その「ニンテンドーDS」のソフトで、二〇〇六年前半にもっとも売れたのが『もっと

脳を鍛える大人のDSトレーニング』で、二五七万本（令和四年時点で約一五〇〇万本）というから凄まじい。前作の『脳を鍛える大人のDSトレーニング』も約二〇〇万本（令和四年時点で約一九〇〇万本）のヒットであり、書店では、大人のための塗り絵や音読、百ます計算など、「脳力」関連の書籍は百花繚乱。ゲームソフトに限らず、一大ブームの様相だ。

つまりはそれだけ、日本人が脳の衰えを気にしている、認知症になりたくないと恐れているということだろう。ただ私には、ブームなだけに、実効が上がる前に安心してしまっている人が多いように思えて気にかかる。

もちろん、こうした脳力開発ソフトや、大人の塗り絵、音読、百ます計算にしても、やらないよりはやったほうがずっといい。そもそも「ちょっと記憶力が怪しくなった。老け込んできたみたいだから『DS』を買ってきて鍛えよう」と思って行動するだけでも、前頭葉が若々しい証拠である。

実際、「DS」にしても、音読や百ます計算の簡単な計算にしても、脳の血流量を増やして前頭葉を活性化する一定の効果は期待できる。ただし、それで満足していては意味がない。

そこで止まってしまっていては、ちょうど自動車のエンジンをかけて温めただけで、また止めてしまうようなもの、あるいは畑を耕しただけで、種を蒔かないようなものだ。前頭葉を刺激したら、その後、「行動」に移さないと感情の老化予防には、あまり役に立たない。DSであなたの脳年齢は一〇代です、と言われることが目標になってはいけないのだ。それは、「行動」に移す前のウォーミングアップにすぎない。多くの人が、前頭葉さえ刺激しておけば老け込まないとか、認知症にならないなどと思っているようだが、単に前頭葉のトレーニングが目的になってしまったのでは本末転倒なのだ。

「何事にも億劫だった人間がアクティブになって、旅行に行く気になった」「資格にチャレンジする気になった」「定年後、起業する気になった」という「行動レベル」まで進んで、はじめて効果的に感情の老化が防げる。つまり老け込まないのだ。

ゲームとして楽しむのはいい。脳年齢を判定して、若返りに一喜一憂するのも感情を使っていると言えなくもない。ただ前頭葉を訓練しているからいいんだ、大丈夫だと油断するのは危険である。

「足を運ぶ」ためのきっかけを作る

老け込まないためには、ゲームや勉強のようなことをして前頭葉を刺激するだけでは不十分で、アクティブな行動が必要なことは、おわかりいただけただろう。「何もやる気にならない人」「何でも心から楽しめる人」の違いが、実はここにある。どんなことでもまず行動してみると、次にやりたいことが見つかりやすいし、何をするにも楽しくなるのだ。

テレビばかり見ているのは感心できないが、テレビを目の敵にすることもない。番組を見て、それを行動に結びつけることを習慣化すればいいのだ。

たとえば、若いころは音楽番組やバラエティ番組が好きでも、年を取るとともに、歴史番組や旅行番組を好むようになる。であれば、番組で取り上げた場所を訪れてみるようにするのだ。ＮＨＫの『その時歴史が動いた』は、誰もが知っている事件や出来事を取り上げながら、教科書には決して出てこないような場所や事実を教えてくれる。

だいたい大都市近郊は、案外身近なところに歴史的な名所があるものだ。東京や京都は、その種の史跡の宝庫だし、昨今は下町ブームで、街歩きのきっかけや素材は豊富に提供されている。ローカル放送でも、郷土の歴史をたどる番組はよく放送されているようだ。日本中どこでも、半日もかければ、番組で紹介されて気になる場所に行くことができるはずだ。

時代劇の舞台を訪ね歩く人も多い。東京の浅草や本所・深川、目黒不動尊、池上本門寺あたりを復刻版の江戸の地図や文庫本片手に歩いている人は、池波正太郎の『鬼平犯科帳』のファンだろう。司馬遼太郎の著作は、紀行文も含めてほとんど日本全国が取り上げられているから、その気になればいくらだって行き先がある。

私の知り合いには幕末の蘭学者・高野長英が好きで、彼に関する作品を読み漁り、彼の足跡を辿って、全国を旅している人もいる。歴史的な興味から出た旅は、足跡のみならず、思いがけず風光明媚な場所に辿りついたり、美味しいものに出会ったり、新しい発見が満載で止められないほど面白いそうだ。彼がその旅を始めたのは、四〇歳になってすぐのことだ。

もっと本格的には、世界遺産をテレビやDVDで見るのが好きなら、それだけで満足していないで、思い切って行ってみるのもいい。年に一度くらい、地域やテーマを決めて、準備して訪ねてみるのだ。

日本国内の世界遺産には、法隆寺や姫路城、日光、原爆ドームなど有名な観光地が多いから、いくつかは足を運んだことのある人も多いだろう。それならば、とまだ行ったことがないところを訪ねてみるといったスタンプラリーのような楽しみ方もある。

海外にもローマやベネチアのような、観光をかねて行きやすいところも多いし、多種多様なテーマが見つかるはずだ。

たとえば「もともと鉄道ファンだった」というなら、動く世界遺産として有名な、オーストリアのゼメリング鉄道に乗るという目標はどうだろう。当時の最先端の土木技術を用いて、物理的に無理と言われたアルプス越えを初めて実現した鉄道だ。

仏教遺跡をテーマに、タイのアユタヤや、スリランカのシーギリヤ、古都・キャンディなどを何年もかけて少しずつ回っている人もいる。

こうした人たちはよく、「実際に一度出かけてみれば、また行きたくなる」と言うけれども、本音だと思う。一度動いた後は、さらに動きたくなるし、動きやすくなるのだ。

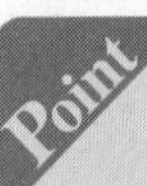

好きな小説の舞台を実際に訪れてみる

中高年からの「起業」も決して夢ではない

平均寿命の伸びに応じて、日本人の労働意欲も変わってきている。

少し前のデータだが、六〇歳の定年以降も働きたいという人は確実に増えている。次ページの図⑥を見ると、六〇歳くらいまで働きたいという人は九・五パーセントにすぎず、八割の人が、六〇歳をすぎても働きたいと思っていることがわかる。

また、定年退職したサラリーマンの中にも、「高齢者による起業」に賛成の考えを持っている人は非常に多い。次ページ図⑦のように、八五・九パーセント、八割を超える人が、高齢者による起業に賛成している。しかも「大変良い考えだと思う」と考える人が二三・五パーセントもいる。もっとも多いのは「良い考えだが、現実的には難しいだろう」

図⑥:8割の人が、60歳以降も働きたがっている

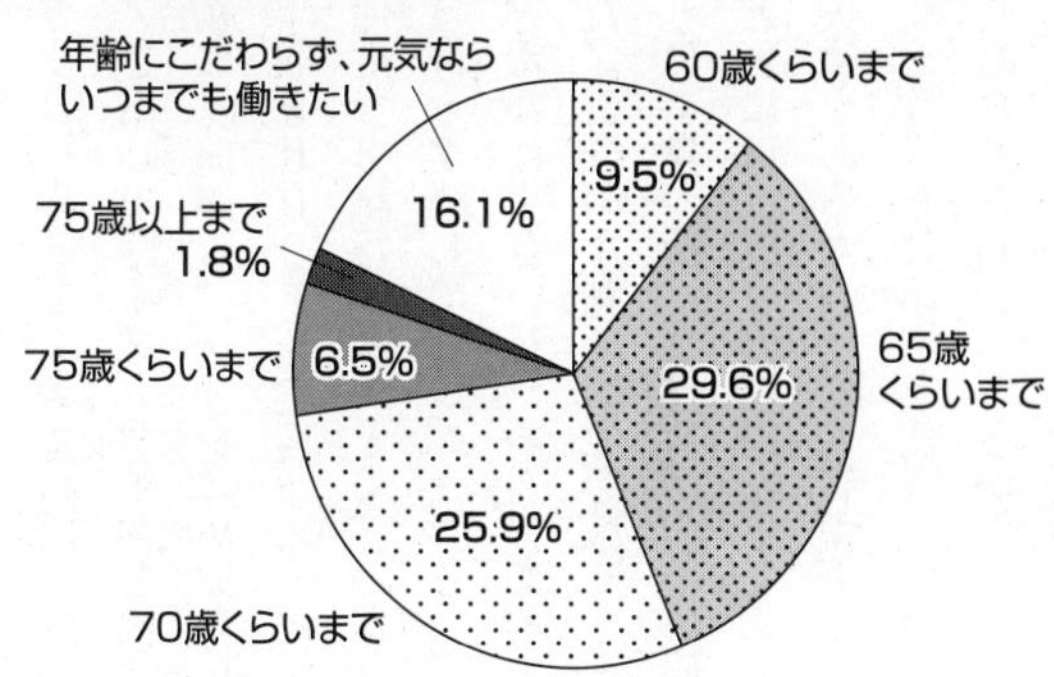

図⑦:高齢者の8割以上が、「高齢者による起業」に賛成している

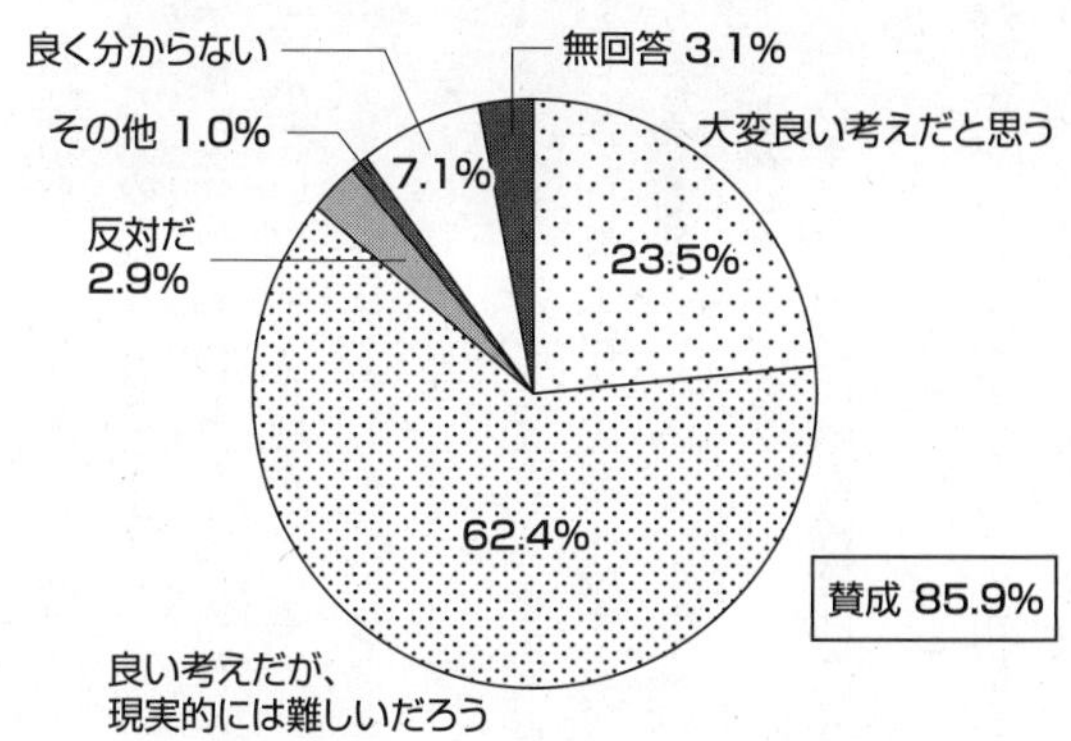

(図⑥、⑦共に内閣府「企業退職経験者の意識調査 1998年」より)

調査対象は、従業員規模1,000人以上の企業(32社)の退職経験者(OB会名簿)の中から抽出(1割)された60歳以上の者で、1,256人が回答している。

という人で六二・四パーセント。

そうした背景をふまえれば、四〇代、五〇代で起業を夢見たり、起業に向けてのアイディアを出してライフデザインを模索することは、決して突飛なことではない。

私は以前から、会社を辞めずに小資本の副業で稼ぐことを勧めている（『会社にいながら年収３０００万を実現する』祥伝社黄金文庫）。小さいお金で成功するまでアイディアを何度でも試行することで、かなりの確率で成功できるという考え方を解説したもので、私自身も実践している。

どんなに小さいビジネスであっても、サラリーマンを続けながらであっても、起業は起業だ。自分の才覚でお金を稼ぐことは、脳の刺激としては最上級の部類に属する。思ったように事業が伸びなければ、その原因と対策を考えなくてはならないし、うまくいっているときには、成功の理由をきちんと分析することが飛躍の秘訣となる。

失意もあるだろうし、有頂天になることもあるだろう。感情だけの経営ではダメだが、いやおうなしに感情を使うことにもなる。

始めたからわかることがたくさんあるし、実践の中から新しいアイディアが生まれるものだ。行動によって前頭葉が刺激され、意欲や好奇心、欲望を再生産するから、さらに行動的な人間になっていく。

もちろん、最初からうまくいくことは少ないだろう。そば屋を開業するにしたって、故郷の特産品を売り出すにしたって、試行錯誤の連続だろうし、失敗して挫折する確率のほうが高いかもしれない。

だから、最初は「借金なし」で、貯金の範囲内の「小資本」で始めることが鉄則だ。小資本といっても、人によってその額は違うだろうが、たとえ失敗したとしても、その後の人生に大きな影響が出ない、自分の財産の一割から二割ぐらいが、妥当な線ではないだろうか。貯金が一〇〇〇万円ある人なら、一〇〇万円から二〇〇万円だ。これぐらいの額であれば失敗しても取り返しがつくし、一〇〇万円でスリリングなゲームに参加させてもらったと思えば、諦めもつく。株に投資するより、自分の人生に投資しよう、という考え方だ。

会社を辞めたり、借金してまでの乾坤一擲（けんこんいってき）の大勝負は、ある程度、軌道に乗った後のことだ。現代は何が当たるかわからない時代だから、結果を見ながら臨機応変に新機軸を打ち出していくほうが成功の確率は高い。

趣味や好きなことを、そのまま活かして起業するのもいいし、何か一攫千金（いっかくせんきん）を夢見て起業するのもいい。前向きな精神と刺激的な生活は、前頭葉にとって最高に良い薬であり、そういう人の感情は、簡単には老化しない。

一攫千金を夢見ての起業で、ひとつアドバイスをしておくなら、あまり「独創的なアイディア」といったものにこだわりすぎないことだ。誰も見たことのないような、優れたアイディアを絞り出そうとすると、結局、何も思いつかないということになりかねない。

くだらなくても、月並みでも、まずは質より量で、大量にアイディアを出してみることだ。そこから、いろいろと調べて、起業のネタを絞っていけばいい。そのプロセスだけでも十分に楽しいはずだ。

もう一つ注意しておきたいのは、感情が老化してからでは実際に起業を実行するのは難しいということだ。自身も定年退職後、インターネットで総合つり情報サイトを提供し、定年後の起業支援をしている坂井廣(さかいひろし)氏によると、定年後の起業がうまくいくのは、ほとんどのケースで四〇代からアイディアをあたためていたもの、ということだ。

私なんて起業するのは絶対無理、などと思わずに、いろいろと考えてみよう。うまくいけば、生き甲斐と収入という二つの果実が手に入ることになるし、失敗しても、楽しい勝負ができたと思えば、決して損にはならないはずだ。

Point 「これは当たりそうだ」という起業のアイディアを考える。ポイントは質より量

年を取るということは、刺激に慣れてしまうこと

四〇代ともなれば、仕事も家庭も毎日がルーティン化する。サラリーマンにしてみると、入社以来二〇年も経って、会社や仕事に慣れるとともに飽き飽きしてくる。「慣れ」と「飽き」は表裏一体だ。人生経験が豊富になると、いろいろな刺激に対して予想がつくようになる。

たとえば新入社員のときは、先輩の社員から見れば日常のルーティンワークにすぎなくても、すべてが本人には目新しい初めての仕事である。緊張するし、戸惑いもする。失敗したときの落ち込みも、うまくできたときの達成感も、非常に大きい。だがそれも、しばらくすると慣れてしまって、「つまらない仕事」と感じかねない。

あるいは四〇代、五〇代で地方から初めて東京に来るという人と、大学受験で初めて上京した一八歳とでは感じ方がまったく違う。前者は、お台場の風景や新宿の高層ビル群も、テレビや雑誌などでさんざん見聞きしているだろうし、大阪でも札幌でも、広島や博多でも、それなりの大都市に行ったことがあれば、街の規模は違っても繁華街のブランドショップも通勤ラッシュも予習済みだ。たいていのことには驚かないしワクワクやハラハラの度合いが違う。別な言い方をすると、人生経験が邪魔をして、目新しさを感じないのだ。

このような人生経験によって蓄積(ちくせき)された知能のことを「結晶性知能」と呼び、それによって思考や判断力が高度になっていくわけだが、裏を返せば「先が読めてしまう」わけで、初めて体験することでも感動のレベルが下がってしまう。若いころのようには「新しい経験」はないし、いろんな刺激に対して予想がつくようになるわけで、ものごとに対する関心も薄れていくのだ。

ニュースを聞いたときの反応や、会話の中に「そりゃ、そうだよ」という言葉が増えてきたら要注意だ。

たとえば自社の製品で死亡事故を出しても失敗の責任をなかなか認めなかったガス器具

メーカーや、子殺しの可能性を十分に検証せず、事故として処理してしまった警察が話題になったとき、「そりゃ、そうだよ。組織の中ではね……」としたり顔で解説してしまうことはないだろうか。

今までの知識や経験から、ものごとの背景や仕組みが見えてしまうことは確かである。だが、何でも当たり前に受け止めてしまうのは、感情に覆いをかけてしまうことにもなりかねない。驚いたり、憤慨したりすることも、必要なのだ。

もちろん、「ムカつく」「腹が立つ」と感情を露わにすればいいというものではないが、何でもしたり顔の人間は、周りにも疎まれるし、そういう生活態度は、自分自身の感情も、知らずしらずのうちに、老化させてしまうのだ。

Point

「そりゃ、そうだよ」が口癖の人は要注意

意識して「強い刺激」を求めよう

中高年になると心がなかなか沸き立たないのは「慣れ」に加えて、前頭葉の機能低下が起きているからだ。

「箸が転げてもおかしい」のは一〇代のころの話だが、大人になっても感情がビビッドな人なら、些細なことでも感動できる。だが、一般的には多少のことでは感動できなくなってしまう。前頭葉の機能が下がって、強い刺激でないと感じなくなっているのだ。

感度が鈍くなっている上に、先が読めることで目新しさを感じにくい。ということは、より「強い刺激」を意識して求めることが必要になる。

感動は、基本的には「予想」と「実際の体験」との差で起きる。有名シェフの料理を食べたときも、日ごろから一流店で食べ慣れている人なら「こんなものか」と、想定の範囲に収まることが多いだろう。感動できるのは、期待以上だったときだけになる。期待外れの料理が出てきてがっかりすることもあるだろうが、予想の範囲はダメな方向にも広くなっているから、なかなか立腹するまでには至らないのではないだろうか。

経験を重ねたことで、予想のレンジ（幅）が格段に広がっているのだ。その範囲内に入っているものに関しては、レストランの料理がうまかろうが、まずかろうが驚かない。

だから、自分の予想が裏切られるような、予想外の刺激を受けるチャンスを、意識して作る必要がある。たとえば、食べることが好きな人なら、これまで食べたことのないものを食べることだ。高級和食に慣れ親しんできた人は、たいていの和食では感動できないが、これまで敬遠してきたタイ料理などにもチャレンジしてみれば、予想外の美味しさに出会うこともできるかもしれない。

そのほかにも、感情を強く刺激するものとして、麻雀や競馬などの「勝負事」や「ギャンブル」、さらには「恋愛」がある。両者に共通するのは、しばしば予想外のことが起きる「不確実性」と、「今度は勝ちたい」「強くなりたい」という「向上心」が刺激されることだ。

向上心を司っているのも前頭葉だ。勝負事やギャンブルでは、負ければ悔しいし、次には勝ちたいと研究や努力をする。恋愛も、ことに始まったばかりのころは、相手がどうやったら喜ぶか、振り絞るように想像力を働かせるわけだし、自分自身、相手にふさわしい人間になろうと努力する。どんなことであれ、自分が少しずつ進歩していると感じることは大きな快体験であり、生きていくエネルギーにもなる。

実際、恋愛は若返りの妙薬だ。少し認知症の症状が出ているおばあさんも、素敵なおじいさんに出会って、化粧を始めたり服を気にするようになると、症状が好転することもよくある。突然、生き生きとした若々しい心が蘇るのだ。

「恥」という言葉は大敵

以前、評論家の竹村健一(たけむらけんいち)さんと対談をしたとき、「テニスは五〇歳、スキーを五七歳、スキューバダイビングを五八歳から始めた」とおっしゃっていた。普通ならみんなが止める年齢から始めた好奇心と行動力は、前頭葉の若々しさを物語る。

昭和四十年代〜五十年代、報道番組から、バラエティ番組のゲスト出演、テレビCMまで、テレビで顔を見ない日はないというくらい、超のつく売れっ子だった竹村氏は、それまでスポーツにはまったく無縁だったそうだが、若いころから好奇心の塊だった。

フルブライト交換留学生としてアメリカに留学後、まっすぐ日本に帰らず、船で大西洋を渡ってヨーロッパに行き、半年かけて帰国したのだそうだ。「日本人の海外渡航が制限されていた時代だったから、この機に、ついでだから行ってみたかった」そうだが、好奇心の強さがうかがえるエピソードだろう。

いろいろなことを五〇代のうちに始め、複数の楽しみを並行して続けるのは、脳の特性から見て、まったく理にかなっている。仕事にせよ遊びにせよ、いくつかのことを並行して行なうようにしておくと、前頭葉で「感情の切り替え（スイッチ）」を訓練することになるからだ。あることがうまくいかなくても、別の楽しみがあれば、気分を切り替えることは容易になる。好きなものがたくさんある人は、気分の切り替えが上手になり、序章で述べた「保続」から遠ざかることができるのだ。

また、竹村さんがすごいのは、新しいことを始めるに当たって、「年甲斐もなく」「もう年だから」「今さら何を」という発想がないところだ。

日本では、老人に対して妙な生活規範や道徳観の押しつけがある。「年寄りは枯れて恬淡としているべきだ」と決めつけてみたり、中高年には洋服はグレーやアースカラーが似合うはずだと、本人も周囲も思いこんでいるところがある。麻雀よりも短歌や俳句のほうが高尚でふさわしいという雰囲気もあるし、しかも年を取れば取るほど規範や枠に当てはめようとする。しかし、これは本質的に間違っている。

前頭葉の機能が衰えてきて、意欲も弱まっているからこそ、自分の興味や好奇心を大切にしないといけない。「そろそろ年だから、俳句でも」という動機で始めても続かないのだ。「年だから」という理由で、諦めたり止めたりしないといけないものはないのだ。

歌人、斎藤茂吉の未亡人・輝子さんは、八〇歳を超えても世界各国を旅行していた。それも南極やアフリカなど、ハードルの高そうな場所を選んでだ。息子の北杜夫さんとの対談で「偉大な人の妻っていうのは、みんな悪妻に決まっているんだもの」と開き直っていたが、余計な道徳律や「年甲斐もなく」という無言の圧力とは無縁の生き方だ。

中高年からは、「いい年をして」と周りから言われるのを過剰に気にしたり、自分に言いきかせたりしないで、面白そうと思ったことはやってみることだ。ましてお金と時間があれば、今まで知らなかった強い刺激を得ることは比較的簡単だ。

どんどん新しいことを始め、「向いていない」「つまらない」と思ったら、さっさと諦めて次のことに取り組めばいいのだ。

Point

「年甲斐もない」は最高の褒め言葉である

躊躇してきたことこそ、やってみる

現代には、少し前までは存在しなかったものがたくさんある。たとえばの話、裏アダルトビデオやインターネットで流れるポルノ画像を見るのが初めてなら、それだけで驚愕するだろう。『平凡パンチ』を見ていた青春時代とのギャップに、感心したりあきれたりするはずだ。昔からブルーフィルムを見ていた人は、そんな非合法なセックスシーンにも慣れているから、今さら驚かないかもしれないが、見たことのない人には大きな刺激になる。

先ほども述べたが、食べ物でも同じことが言える。サラリーマンを長く続けていると、接待で美味しい料理もいろいろと食べているだろう。だが日本の会社の場合、接待で使われる店は和食が圧倒的に多く、フランス料理やイタリア料理の名店に行く機会は少ないものだ。

「吉兆」や「すきやばし次郎」のような高級店には足を運び慣れているような会社の重役でさえ、新鮮な素材を活かした軽やかな仕上がりのヌーベルのフランス料理を味わうと、「こんなフレンチもあるのか」と驚くかもしれない。あるいはホテルのレストランや、結婚式でしかフランス料理は食べたことがない、という人も新鮮な感動が味わえるはずだ。

ましてイタリア料理は結婚式にもまず出てこないから、昨今、ブームになったイタリア料理の名店に行けば「これがそうなのか」と、強い印象を持つだろう。

それまでの自分なら「ちょっとこれはいくらなんでも」と躊躇(ちゅうちょ)するようなことでも、試してみることがコツだ。

五〇歳になって競馬デビューもいいだろうし、床屋にしか行ったことのない男性なら美容院に行ってみるのもいい。若い子を誘って飲みに行くことでもいいだろうし、銀座のクラブは経験があるけどキャバクラには行ったことがないという人なら、一度行ってみるのもいいだろう。初めての風俗デビューでも構わない。

極端なことを言うと、犯罪でないかぎり、風俗でも何でもはまってみるのもいい。昔ながらの規範や道徳律に行動を縛られないで、フットワークよく試してみることだ。

試してから、つまらなかったり、自分に合わないと思えばやめればいい。中高年の男性にしてみると、女の子が若ければいいというわけでもなくなってくるから、キャバクラにはまってしまう人もいる一方で、しっとりと飲めて会話も楽しめる文壇バーのほうがくつろげるという人もいるだろうし、そういった飲み屋でまったく楽しめない人もいるだろう。しかし、すべては試してみなければわからないはずだ。

Point
少々不道徳なことでも、楽しめそうなら、積極的にやってみる

年を取ってから、新たな友人をどう見つけるか

サラリーマンだった人が退職後、急に老け込んでしまうのは、それまで毎日のように会っていた同僚が突然いなくなって、人間関係が失われてしまうことが大きい。つまり、何かにつけ、話しかけたり誘ったりする相手がいなくなってしまうのだ。

奥さんと親密な関係を保てている人ならまだいいが、子育ても終わり、会話もほとんどなくなっている状態になると、一日中、ほとんどしゃべらなくなってしまうこともある。

そんなとき、友人の存在は欠かせない。しかし、四〇代、五〇代でも仕事関係と学生時

代の友人以外に、友人がたくさんいるという人は、そう多くはない。

年を取る前に、仕事関係以外で、新しい友人関係を築いておくことが大切なのだ。その際、四〇代からは、誰からも好かれることを目標にするよりは、数は少なくとも、何かにつけ相談したり遊んだりできるような親密な友人がいたほうがいい。

そのためには、プライベートな場で、自分の取り柄は何か、仕事以外の土俵で勝負できるのは何なのかを、見つめ直しておくことが必要だ。「麻雀なら誰にも負けない」「カラオケならプロ顔負け」など、どんなことでもいい。それが豊かな人間関係を作っていくために大きな力になる。

それに、今はインターネットがあるから、相当ニッチな趣味でも「同好の士」が見つけやすくなった。どんな趣味にでも、月に一度くらい仲間内が集まるようなグループがある。

昔のLPレコードをたくさん持っている人たちは、アナログプレーヤーを持っている人の家に集まったりしている。それもジャズ好き、七〇年代ロック好きなど音楽ごとに細分化されているし、中には自作の真空管式のアンプで聞きたいからと、その作り方に特化したグループまである。興味や思い入れが強いほど親しい友人もできやすいのだ。

定年後であれば、そうしたグループやサークルの幹事を買って出るのもいい。そうすれば、否応なく外に出る用事が増えるし、幹事として「必要とされる」実感がもてることは、定年後にはとくに重要な意味を持つはずだ。

Point

定期的に会合が開かれるような「同好の士」のグループを早くから見つける

感情の老化予防ツールがたくさんある時代

先日、朝日新聞の読者投稿欄に、九一歳でパソコンのホームページ作成を始めた女性の話が掲載されていた。九一歳の今も、とくに体に悪いところはなく、一〇〇歳まで生きるような気がするが、いつまで外出できるのかわからないので、今のうちからホームページを作って、そこで友達を増やそう、という話で、深く感動を覚えた。

こんなに若々しい、「超」高齢者もいるのだ。おそらく四〇代、五〇代でも、この九一歳の女性よりも、前頭葉が老け込んでいる人はたくさんいるはずだ。

今どきはさすがに、コピーやファックスは部下に頼まないとできないという人は絶滅しただろうが、パソコンを使わない（使うつもりのない）人は、まだ結構いる。事実、先日もメールを送ろうとしたら、自分では開けないという五〇代の人がいて驚いた。

インターネットの時代である今、「感情の老化予防ツール」はたくさんある。日記形式で文字を書いていくだけで、自分のホームページが簡単に作れて、写真も一緒に公開できるブログは、猛烈な勢いで開設者が増えている。すでに約九〇〇万人が開設しているとも言われ、その中には大評判を呼んでテレビドラマにもなった『鬼嫁（おによめ）日記』のようなものもある。となると、妻のことが腹立たしければ『もっとすごい鬼嫁日記』を書くという方法だってある。

以前であれば、自己表現として小説やエッセイを書いても、まず発表の機会はなかったが、今や人気のブログはプロもアマチュアも関係ない。面白ければ、ネットの読者の支持を集めて、やがて本として出版されるというのは、ひとつの定番コースとなっている。

もちろん、日々の生活をデジカメと文章で記録して、かつそれを面白く読んでもらうには、かなりの工夫が必要だ。だが、それ故に奥深く面白いともいえる。

人気ブログを作るコツの一つは毎日更新することなので、ブログのネタを探して一日中格闘している「ブログ病」患者が急増している、とも言われている。だが、そのために通勤や散歩のコースを変えたり、常に被写体を探す目で周囲に注意を払っているのだから、脳への良い刺激になっていることは間違いない。

以前のホームページ作成に比べてブログは格段に簡単だ。反面、以前なら書いた文章を何度も読み返していたのに、そのまま投稿することが激増して、頭を使わない垂れ流しのような文章が多いという批判的な指摘もある。

だが、それでもやらないよりはやってみたほうがずっといい。要は使い方であって、まずは実践してみることだ。能書きばかり言って、実践が伴わないのは、やはり前頭葉の老化と無関係ではない。

ツールはある。あとはアフターファイブをいかに感情の老化予防に使うかが問われている。

本当にやる気が出ないときの対処法

序章で述べたように、前頭葉の衰えは、感情が切り替わりにくくなることにもつながっている。嫌なことがあって落ち込む、気分がふさぎ込むのは誰でもあることだが、中高年になって、落ち込んだらなかなか立ち直れないのは、前頭葉の老化に原因があることも多い。

「泣きっ面に蜂（はち）」「弱り目にたたり目」など、困っているところに、さらに悪いことが重なる意味のことわざもあるように、もともと落ち込みや不安といったネガティブな感情は、断ちきりにくいものだ。落ち込んでいるときは、物事を悪いほうへばかり捉えがちになる。的確な判断ができなくなり、結果として、物事が悪く循環してしまうのだ。

悪い流れを断つには、多少、不運なことがあっても「俺はもうダメだ」「何をやってもうまくいかない」などと思わないことだ。つまり、「落ち込んだときは反省しない」という習慣が大切になる。落ち込んだときは、自分の悪いところばかりが目につくに決まっているから、そんなとき反省したら、ますます落ち込むという「悪循環」に陥るに決まっているのだ。

この悪循環を断つためには、落ち込んだときは絶対に反省しない、と普段から心がけ、かつ、落ち込んだときにパッと切り替えるための習慣を見つけておくことだ。たとえば、仕事に集中できないときには、気分転換で行く喫茶店を見つけておくとか、疲れてやる気が出ないときは、必ず焼き肉を食べるといった、「儀式」的な行為が有効だ。それをきっかけにして、悪循環を断つのだ。

しかし、それでも落ち込みがひどくて、夜も眠れない、不意に涙が出てくる、といった状態が続けば、心療内科や精神科の門を叩いたほうがいい。うつ病の場合、早く治療すれば、かなりの確率で薬で治る。目安としては二週間以上、同じように苦しい状態が続いたら、医者に行くことをお勧めする。

実際、「いままでこれほど落ち込んだことがない。二〇代、三〇代ではこんなことはなかった」という四〇代、五〇代の訴えは結構多い。うつ病の初発年齢は、四〇代、五〇代が多いのだ。神経伝達物質のセロトニンが、年とともに減ってきていることも関係している。

WHO（世界保健機関）の統計では人口の三パーセントが、今現在うつ病にかかっているとされ、一生涯の間にうつ病になる確率は、一五～二五パーセントと言われている。若いころかからなかったからといって、うつ病にならないとは限らない。自分はかからない、無縁だと思っている人ほど、実は変化に弱かったりするので、注意が必要だ。

二週間、不調が続いたら医者に行くと自分でも意識しておくことが大切だし、家族でその意識を共有して、お互いに声を掛け合うことも有効だ。本格的に落ち込んでしまうと、自発的に医者に行くことができなくなるからだ。

また、重症になる前、ちょっと気分が晴れないなというぐらいのときから、気軽にいくつか精神科の医者を回って、自分と相性がいい、信頼できる医者を見つけておくのもいいだろう。現代でも精神科に行くことに躊躇を覚える人は結構いるが、まず、その意識を拭い去って、風邪を引いたら医者に行く、ぐらいの気軽さで精神科を使うことが肝要だ。

Point

落ち込んで何もやる気が出ない状態が「二週間」続いたときは、必ず病院に行く

2章

いつも
イライラしている人、
のんびりと心静かな人

突然のイライラ、立腹は老化の兆候

昨今、若者たちは、思い通りにならないとすぐ「ムカつく」を連発したり、イライラして周囲にあたり散らしたりする。こうした傾向を捉えて、「キレやすい若者たち」と言われることもある。

だがキレやすいのは実は若者ばかりではなく、中高年やお年寄りにも増えているのではないかと、私は実感している。病院の待合いなどで、長く待たされて声を荒らげるのはお年寄りのほうが多い。些細なことでカッとなる中高年が増えているような気がしてならない。

その理由は、昔に比べて、中高年やお年寄りが大事にされない、尊敬されない、といった社会傾向にも関係があるような気がするのだが、その分析はともかく、周囲から「あの人は最近、イライラが多いな」と思われたり、「些細なことで腹が立つようになってきた」と自覚するようになったら、老化が進んでいる証拠である。

つまらないことで腹を立てることは、四〇代くらいまではだんだん減ってくる。社会経験も積んで、いわゆる「酸いも甘いも噛み分けた」状態になる。そうなると「大人の対応ができる自分」が自己愛の対象にもなるから、ますます余裕のある包容力のある上司にもなれるのである。ここまでは、大人になっていく自分を楽しむ「成長期」だ。

ところが、四〇代を過ぎて管理職も板に付いてくると、また腹を立てることが増えてくる。「部下の些細なミスが許せない」「最近の若い連中は敬語の使い方がなっとらん」だとか、いちいち癇(かん)に障(さわ)るようになる。電車の中で、ぶつかってきた見ず知らずの人の態度がちょっと偉そうだったからとムカついて、暴力沙汰を起こしたりする中高年も出てくる。

これは「感情のコントロール」ができなくなっているのだ。

もっとも、若いころからずっと怒りっぽいキャラクターで、常にテンションが高い人の場合は、一概に老化だとは言い切れないが、怒りっぽくなかった人が、イライラと短気になってきたとしたら、「感情の老化」を起こしている確率が高い。

「EQ＝心の知能指数」は四〇代でピークを迎える

イライラして、感情のコントロールが利かなくなってきた人は、心の知能指数と呼ばれるEQの数値が下がっていると考えられる。

ＥＱとは、ＩＱでは測れない新しいタイプの知能として、アメリカのイエール大学心理学部のピーター・サロヴェイ教授と、ニューハンプシャー大学心理学部のジョン・メイヤー教授によって提唱された概念だ。そもそもは「Emotional Intelligence」だが、ＩＱに対応してＥＱと、雑誌『ＴＩＭＥ』で紹介されて以来、そう呼ばれるようになった。

提唱者の両教授は、ＥＱの要素を、次のように定義している。

1. 自分の感情を知る
2. 自分の感情がコントロールできる
3. 自分を動機づける
4. 他人の感情を認識する
5. 人間関係をうまく処理する

いわゆる「頭がいい」とされる人でも、このＥＱが低いと、思いやりのない冷たい人だと受け取られてしまう。他人とコミュニケーションがうまく取れなければ、社会生活はうまくいかない。周囲も不快にするし、本人も決して幸せではなさそうだ。当てはまる例が思い浮かぶのではないだろうか。

従来のIQは、人間の知的な活動から、感情に関わる部分を除外して数値化したものだ。とはいえ現実には、知的活動や行動は、いわゆる喜怒哀楽や驚き、恐れ、嫌悪など、感情によって大きく影響を受ける。このことから、感情をうまくコントロールして役立てることも知能の一種であり、大切な能力だと唱えたのである。

人生経験を積んで伸びる要素でもあり、EQのピークは四〇代に来る。これもイエール大学とニューハンプシャー大学の研究から明らかにされている。

IQは、高齢になっても意外に落ちないことは序章で触れたとおりだ。言語性IQと動作性IQに分けて、子細に調べても、その能力は想像以上に保たれていた。

一方、EQは四〇代で最高に高くなるが、それ以降、放っておくと衰えてしまうもののようだ。

ビジネスで成功する秘訣がEQにあることを示して、世界的なベストセラー『EQ――こころの知能指数』（講談社＋α文庫）を著わしたのが、心理学者でビジネス・コンサルタントのダニエル・ゴールマン博士だ。日本でも多数の著書が出ているから、読んだ人も多いのではないだろうか。

彼も「ＥＱは四〇代までは上がり続ける。しかしそれ以降は放っておくと下がる」と言っている。四〇代で管理職となり、これから次長、部長と階段を登っていく上でますます重要になってくるＥＱは、なぜ四〇代以降、下がってしまうのだろうか。

四〇代以降、ＥＱが低下していく理由

ＥＱが、四〇代以降は放っておくと下がってしまう理由は二つある。

ひとつは、再三述べてきたように、四〇代から「前頭葉機能」が衰えてくるので、それに伴って感情をコントロールする能力が低下するのだ。

前頭葉がよく働いていた若いころは、実は感情のコントロールが利きやすい。若いころといっても、情緒(じょうちょ)が不安定な思春期はまた別の話であるが、社会人になって上司から叱られたり、ときには理不尽な命令をされたりして、カッとなっても感情を抑制できるのは、地位・立場が下という背景だけではなくて、生理学的な理由もあるわけである。

もうひとつの理由としては、長幼の序が重んじられる日本社会では、年齢を重ねて、偉くなればなるほど、感情のままにイライラしても許されてしまいがちだ、ということがあ

る。EQが低下する四〇代以降ほど、意識して自分の感情をコントロールしないといけないのに、コントロールするどころか、周りが許してくれるのをいいことに、好き勝手に振る舞って、ますますEQを低下させてしまう人が多いのだ。

何かというと部下を怒鳴りつける上司や、異論や進言を許さないワンマン社長は、あなたが見聞きする範囲に必ずいるだろう。これはまさしく「裸の王様」状態である。自分の仕事で必ず悪影響が出るだけではなく、「感情の老化」に拍車をかけることになるので、厳に戒（いまし）める必要がある。

また、感情のコントロールが利かなくなるだけではなく、先に挙げたEQの構成要素の「3．自分を動機づける」能力も、四〇代以降は下がってくることが多い。四〇代も後半となれば、社内での自分の将来もある程度見えてきて「どうしても出世したい」という気持ちも弱まってくる。出世欲があまりなくても、仕事に対する意欲が衰えなければいいが、慣れやマンネリを感じる人も少なくないはずだ。

前頭葉の機能の低下に伴って「意欲」が衰えがちなところに、そういった会社内の状況が加わるのだから、この点もかなり注意しないといけない。仕事や会社人生に意欲を失ったって趣味に生きればいいではないか、と思うかもしれないが、『釣りバカ日誌』のハマちゃんみたいな人は、実社会にはほとんどいない。いないからこそ漫画になるのであり、実際は、仕事に対する熱意や意欲を失うのと同時に、人生全般に対する意欲が低下するケースのほうが圧倒的に多いのだ。

四〇代以降は、「感情のコントロール」とともに「意欲低下」についても注意して、自分が熱心に、心から取り組める仕事の方法や趣味を探していく姿勢が欠かせない。

「感情が老化しやすい職業」の共通点

ダニエル・ゴールマン博士の著作がヒットして以来、ＥＱは社員研修から心理テストまで、さまざまなところで取り上げられている。ＥＱを伸ばすことは社会人の常識にもなったようだが、放っておいても、企業内で揉まれるうちにある程度は伸びるという側面がある。ただしそれは「民」にいる場合の話で、「官」にいては当てはまらないように思う。

一般に、東大卒は傲慢だとか、偉そうにしているなどと言われて評判が悪い。つまり、ＥＱが低いイメージがある。しかし民間企業にいるかぎり、ひとりでにＥＱは上がっていくものだ。もしもＥＱがそれほど伸びなかった場合は嫌われて、東大卒でもあまり出世できない。「あの人、東大出てるのにダメね」と言われるタイプになってしまうわけだ。

ところが官庁に入ると、年次が上がるごとに、それなりの出世はできる。しかも周りの民間企業の人間はペコペコしてくれて、それが当たり前になってくる。

私の同級生で、酒を注(つ)がれるのを待っている人間は、まず間違いなく「官」に行った連中だ。灘(なだ)高の同窓会で、官僚になった人間で自分から酒を注ぎにくる者はまずいない。ただし、選挙に出ようと目論(もくろ)んでいる人間は別であるが。

やはり環境が人を作る面はある。だから、東大を出ていることが悪いのではなく、人に頭を下げなくても出世できる官僚というシステムが悪いのだ。

EQが育たないような環境では、感情をうまくコントロールして役立てようとする機会が少ない。感情を使ったり動かしたりすることも少ないので、老化も早いはずだ。官僚として「民」に君臨(くんりん)していても、リタイアすると玉手箱をあけた浦島太郎のように一気に老け込む可能性が高いのだ。

このように、おそらく感情が老化しやすい職業というものがある。大学教授も、四〇代、五〇代で教授になると定年まで身分が保障される。となると、さらに上を目指す人は、それほど多くはいないのだ。日本の大学が国際的な学者を輩出しないのは、こうした原因もあるのだろう。

それでも二流大学の教授は、業績を上げたら東大など、もっと上の大学から引っぱられるかもしれないと頑張る。そう考えると、実は東大教授が一番バカになりやすいとも言える。日本では、そこより上がないことになっているのだから、野心的な研究をする東大教授は少ない。東大教授の名誉が大きすぎて、手に入れた途端にすべてが満たされてしまう。すごろくで言えば上がりの状態だ。

医学部の教授には、東大に限らずそんな人が大勢いる。大きな権力を得てしまうと、そこで成長が止まってダメになってしまう人は多い。だからこそ、定年退職後に無医村に赴任した日本医大の元医学部長の話が新聞に掲載されたりする。一〇〇人もの部下を抱えていた大学教授が、志を失わずに無医村に赴任するなどということは、滅多にないからニュースとなるのだ。

海外に目を向けると、教授という肩書きを使いながら、いかにそれでビジネスをするかと考える学者が数多くいる。コンピュータ・サイエンスやバイオの分野では、起業する教授はそれこそいくらでもいるし、経営学や経済学でも教授の肩書きを使って、本を書きまくる人も多い。政治に対する影響力を発揮したり、強力な向上心や野心の持ち主がたくさんいる。

ハーバード大学教授を務めながら、米国経済学会会長や、ケネディ政権で駐インド大使などを歴任したＪ・Ｋ・ガルブレイスや、九〇歳を過ぎてまで大学教授として活躍したＰ・Ｆ・ドラッカーのように、年を経るごとに文明批評家として名声を高めていった人もいる。

最近は日本の若手の学者も、日本国内の年功序列のシステムに辟易（へきえき）して海外に行く人が多くなっているので、今後の日本人の学者は期待できるかもしれないが。

官僚や大学教授について見てきたが、感情が老化しやすい職業は、他にもある。学校の教師など、若いころから「先生」と呼ばれることに慣れている人は、ＥＱを高くする経験が少ないので、注意が必要だ。一般の公務員も、変化がなく、自発的に何かをしようとする機会がなかったり、外界から刺激を受けることのない日々を過ごしがちに思える。

こう言われて、「そんなことはない！」と反論できるならまだ安心だが、もし思い当たるふしがあるなら、今日から感情の老化予防を心がけてほしい。

過去の自慢話をし始めたら要注意！

昔話を何度でも繰り返すのは、老人に共通するイメージだ。中高年でも、過去の話ばかりをする人がときどきいるが、これはやはり、ある種の「老化」を表わしている。

「昔、あの商品を企画したときは、社長に直談判(じかだんぱん)してOKをとった」だとか、「雪の中で営業して回ったら、小売店の主人に信頼された」など、ひとつばなしに聞かせる中高年のサラリーマンは少なくない。

だが、そんな人で「前々からこれがうまくいってるから、次はこう発展させようと思っているんだ」と、未来につなげて話ができる人はまずいない。つまり「過去志向」ばかりで、未来の話ができなくなっているのだ。

過去の栄光にすがってしまうのは、もちろん現状に満足できていないことの裏返しだ。自分自身の現状に満足していて、周りも一目置いてくれていたら、誰も過去の自慢話などはしない。今の自分に満足できずイライラして、自分はこんなもんじゃないんだという、自分自身と周りへの示威行為として自慢話をしてしまうのだ。

こういう人に限って、イライラしている自分や、自慢話をしている、ということに気づいていないことが多い。EQの構成要件の「1．自分の感情を知る」ということが、できていないのだ。自慢話を、部下への貴重なアドバイスであり、部下も喜んでいると思い込んでいるからタチが悪い。

過去の話で必要なのは、むしろ失敗例だ。どういう状況で失敗をしたのか、原因は何かといった話は、若い世代にも非常に参考になる。それを普遍化して生かせる上司なら尊敬の対象になるだろう。過去志向の反対が、「明日は今日よりも良い日にしたい」という「未来志向」なのである。

失敗学的に言えば、失敗から学べる人が未来志向だ。同じ失敗を二度と繰り返さないように、失敗から前向きに学ぶことが大切なのだが、現実には、失敗を引きずってクヨクヨしたり、いつまでもこだわって、タブーにしてしまう人が多い。

知らずしらずのうちに、自慢話をしている人は、ぜひ注意してほしい。ただ、誤解のないように付け加えておくと、過去の話をするのがすべて悪いわけではない。「回想法」といって、これまで歩んできた人生をカウンセラーと一緒にじっくりと振り返る高齢者向けの心理療法がある。その結果、自分を否定しがちなお年寄りが、自分の人生の価値を再発見して肯定的になれたり、認知症の症状が出ているようなお年寄りが改善するようなケースさえある。

ただ、回想法も目的は「現在」、そして「未来」にある。現在の気持ち、感情のあり方を良くして未来につなげるために、過去を回想するのであって、過去に浸ることが目的ではない。

そういった意味で、現在、そして未来につながるものとして昔を懐かしみたいものである。

なぜ男は、社交能力が低く、イライラしがちなのか

最新の精神分析の理論では、人間の基本的な欲求は「自己愛を満たすこと」であると説く。それも自己満足ではなくて、他の人によって満たされることが重要だとされる。

要するに、やる気を出すには、自分を褒めたり、注目してくれたり、応援してくれる人が必要だということだ。

配偶者が、自分のことを愛してくれて、よく理解してくれているなら素晴らしい。さらに子供から「お父さんは、何でも知っててすごいなあ」などと尊敬されれば、活力も湧い

てくるのではないだろうか。

ところが、中高年にさしかかるころは、夫婦はお互いに関心も失せてしまい、相手に対して期待もしなくなる。子供も成長するにしたがって、親をうっとうしがるのが普通だ。男性が仕事一途で来た結果、悪くすると、奥さんや子供から疎まれたりバカにされてしまうわけで、その上、会社では部下に小バカにされていたりすると、これはもう自己愛を満たすどころではない。

そこでイライラして自己愛を満たすために「自慢話」をついついしてしまい、ますます周りからバカにされる、という「悪循環」に陥ってしまう。

現代の日本は、年を重ねれば重ねるほど自己愛が満たされにくくなっている。昔なら年功序列で偉くなれたのに、今は成果主義の導入で下からも突き上げられるし、むしろ年寄りは邪魔だという文化になってきている。

だから家庭や職場で自己愛が満たされていないなら、心からくつろげて、自信を回復できる場所を、自分で探さないといけない。それがたとえば、銀座のクラブなど、ホステスさんがいてお酒の飲める店だ。自慢話をしても「すごいわねぇ」「へぇ、それで？」と相づちをうちながら聞いてもらえて、セックスの期待までもふくらませることができる。さらに昔の金持ちでは、愛人の存在も社会的に認知されていたわけだが、これも先人の知恵とも言えるだろう。

その意味で、クラブやキャバクラに行くのは一つの方法だ。セックスが目的とは限らない。ただ「お金を払ってチヤホヤされるのはむなしさを感じて苦手」という人もいるから、万人に効く処方箋ではないのだが。

部下に好かれる上司、嫌われる上司

自分ができること、得意なことを人に教えるのも、自己愛を満たす有効な方法だ。相手は子供でもいいし、素直な部下でもいい。

子供が小学生、中学生くらいのうちは、勉強や宿題を見てやる。わからない問題を子供にわからせることができれば、自分も爽快だし、子供の尊敬も得ることができる。

ただし、自分の子供に勉強を教えるときは、「何でこんなことがわからないんだ。バカか！」とイライラしてしまいがちなのも事実なので、それをグッとこらえることが必要だ。それができないと、子供に尊敬されるどころか、ますます疎まれるという、ただの逆効果になってしまう。

また、社内で声をかけて一緒に飲みに行く相手を、意識して女性社員から男性社員に変えてみる。素直そうな若者を見つけて、彼らを連れて飲みに行くことから始めてみるのだ。今の若手社員は上司に飲みに誘われるのを迷惑がっている、というのが定説となっているが、私はそうとは限らないと思う。

部下を飲みに誘って嫌われるのは、うまくもない安い居酒屋に連れて行って、延々と自慢話を聞かされ、挙げ句の果てに、一人三〇〇〇円のところをお前は二〇〇〇円でいいよ、などと中途半端におごり、それをおごってやったと得意顔するような上司だ。

そういう自分勝手な飲みではなく、「部下がこれから知っておいたほうがいい、少々高級なお店を教えてあげる」「部下が知らない、安くておいしい居酒屋に連れて行ってあげる」といった親切心から出た動機で、かつ、「相手の話を聞く」という姿勢さえあれば、上司として人気が出るのは間違いない。

そういった基本を押さえていれば、少々の自慢話は許されるようになるだろうし、部下の相談にのったり、仕事について教えてあげることで、自己愛は満たされる。教えることは仕事でなくてもいい。麻雀やゴルフなど「課外活動」で尊敬を集めることも可能だ。

自己愛が満たされてくると、イライラや怒りっぽさは影を潜めてくるだろうし、部下をよりよく育てる、という新たな動機付けができてやる気も湧いてくる。結果として、社内での評価も変わってくるはずだ。

ある程度の年齢になっているのに、部下や後輩からまったく慕われていないのも、管理職にとってはつらいものだ。「部下が掌握（しょうあく）できていない」と、評価も下がってしまう。うまく飲みに誘うことで、そういった悪循環を好循環に切り替えることは可能なのだ。

また、「自己愛を満たす場」は多ければ多いほどいい。自分が属する会社だけが「世間」で、そこで悪評が立ってしまうと、自己愛を満たす場が、それこそクラブやキャバクラしかなくなってしまう、という人は案外多い。

世間が狭い人ほど、ひとたび自己愛が満たされなくなったときに、ポキンと折れてしまう可能性も高い。仕事一筋で真面目な人が、会社で左遷されたらあっという間にうつ病になってしまうようなケースだ。

そうならないためにも、会社以外で必要とされる場所を見つけておくのだ。

たとえばＰＴＡのような場では、男性が一人加わると、とたんに頼られたりする。一目置かれて相談もされるし、「やはり折衝（せっしょう）ごとは○○さんでなくちゃね」などと、欠かせない人材になる。年齢こそ妻と同年配かもしれないが、ちょっときれいなよその奥さんから頼りにされたら、やはり気分がいいのが男の性(さが)だ。

団地やマンションの管理組合でも、張り切って活動している人は多い。こうした役職で頑張れるのは責任感の強さもさることながら、頼りにされたり感謝されることで、自己愛が満たされる側面も大きいのである。

Point 男性もＰＴＡや地域の役員を買って出る

のんびりと心静かな人＝ＥＱの高い人

会社など仕事の場は、人間観察の舞台として非常に面白い。目標となる人や、人間的に好感の持てる人、一緒に仕事をするのは勘弁して欲しいけれど見ていて飽きない人、さらには反面教師など、さまざまなタイプの人がいる。

些細なことで、すぐに大騒ぎするような人がいる一方で、多少のトラブルがあってもあわてず騒がず、淡々と処理のできる人がいる。

こうした感情の抑制が利いていて、のんびりと心静かな人は、一見、老成しているようにも見える。しかしその実、EQが高くて感情が若いのだ。

事態が変化したときに慌てないのは、心がフレキシブルな証拠である。そしてこのフレキシブルさこそ、前頭葉機能のもっとも大きなポイントだ。前頭葉が若い人は、変化を苦にせず対応できる。つまり序章で説明した感情や思い込みの「保続」がない。ウィスコンシン式カード分類テスト（33ページ）で順番が変わったときに、すぐに気がついて、対応できるような人である。

感情の老化予防を考えると、前頭葉の柔軟性をいかに保っていくかが眼目になる。

それには「決めつけをしない」ことが対策になるだろう。つまり柔軟性とは、「一つのことについて幾つ代案が出せるか」と言い換えられる。

たとえば、東京から金沢に出張になったとしよう。一般的には、上越新幹線で越後湯沢に行き、北越急行や信越線を経由する特急列車を利用するか、東海道新幹線で米原まで行って北陸本線に乗り換える。このほかにも羽田から飛行機で小松空港に行くルートや、高速バスもある。翌日が週末なら、行きと帰りでルートを変えて、途中の街を観光したり美味しい名産品を味わってくることもできるだろう。

最近人気のある、年三回発売される「青春18切符」に乗るのもいいだろう。

最短・最安を会社から指定されてしまうかもしれないが、少なくとも、最初に思いついたルートに決めつけたり、社内でみんなが使っているというルートだけで、調べも検討もしないというのでは、硬直化していくばかりだ。

年を取れば取るほど、自分の人生経験や成功体験によって「スキーマ（物事を捉える一定のパターン、決めつけ）」が強くなってくる。「これも可能性がある」「あれも可能性がある」と考えて、その決めつけをしないだけでも、前頭葉の柔軟性はかなり保たれると思う。

Point

出張に行くときは、寄り道を習慣とする

思い通りにいかないと、すぐにイライラしてしまう人

概して女性よりも男性のほうが、自信過剰でスキーマに固まりがちだ。若くても固まってしまっている人もいるし、何事にもまじめ一途で謹厳実直な人が中高年になると、日常のすべてを変化なく送ることが、呼吸するくらい当たり前にもなってくる。

黒澤明監督の『生きる』で志村喬が演じた市役所勤めの主人公のように、平凡で安穏な暮らしを疑うことなく続けられるのは、決まって男性だ。

通勤ルートも一定で、電車の時間も乗る車両も一定、それで十年一日のごとく過ごす人もいる。時計のような律儀さは、それはそれで立派なことだとは思うけれども、前頭葉の若さを保つためには、変化をつけることが大切だ。

よく言われることだが、たまには一駅手前で降りて、歩いてみる。時間帯を変えたり、違うルートで帰ってみる。休日出勤の日は思い切って自転車で出社してみる、といったことだけでも刺激になる。

女性の場合、一定のリズムで何年も過ごすことは、まず、ありえない。会社の帰りに友達と待ち合わせてショッピングに行ったり、映画を見たり、デートしたりと忙しい。結婚

すれば生活は激変するし、それも落ち着いてくると、代わりばえのしない毎日を疑問に感じたりする。

スキーマに固まらない生活だと、おそらく発想も柔軟になる。

知人がこんなことを言っていた。つき合っていた女性の部屋に行ったときのことだ。夜、彼女の手料理を食べていたら、突然、電球が切れたのだそうだ。部屋は真っ暗になってしまい、知人はイラついて「何やってんだよ」と声を荒らげたところ、「こういう機会があって、今まで買っておいたロウソクが使えるじゃない。きょうはラッキーでしょ。キャンドルナイトができて」と言われたのだという。

彼は「あ、なかなかいいこと言うなと思って惚れ直した」とのろけていたが、こういう発想の転換ができるのは、柔軟でEQも高い証拠だ。

何か不測の事態が起きたときにイライラする人は、想像力の範囲を逸脱(いつだつ)してしまうと、穏やかではいられない。自分のイメージ通りにいかないと、すぐに苛(いら)ついてしまうわけだ。自分一人でやる仕事であれば、その苛つきは周りには波及しないが、相手があったり、チームで当たる仕事ではうまくいかない。不測の事態に対応する能力は、上になればなるほど求められるものだから、それに対応できないようでは出世も覚束(おぼつか)ない。

自分の思い通りにいかないときこそ、一呼吸置いて、冷静に状況を判断する習慣を身に付けたいものだ。

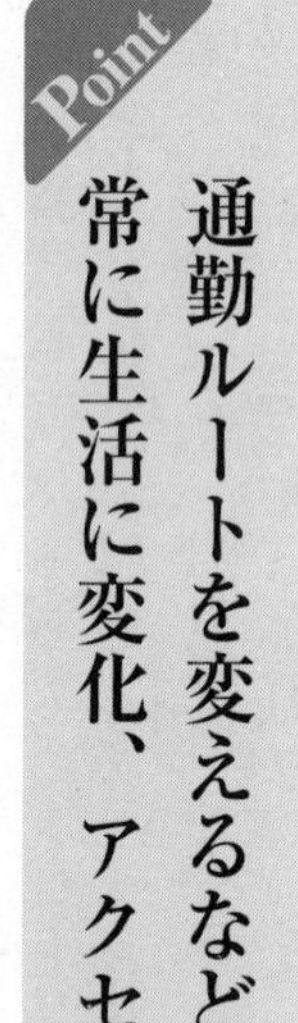

通勤ルートを変えるなど、常に生活に変化、アクセントをつける

家庭菜園には一石四鳥の効果がある

私の知り合いには、「家庭菜園」を趣味にしているサラリーマンも何人かいる。彼らの話を聞くと「家庭菜園」は「感情の老化予防に」最適だということがよくわかる。

まず、太陽の下で土をいじる、ということが文句なしに気持ちいいらしい。子供のころは、泥んこになって遊んだものだが、都会でサラリーマンをしていると、そういった機会はほとんどなくなってしまう。土に触るだけで、心静かに、のんびりとした気持ちになれる。

　また、たとえ小さい区画であっても、家庭菜園には自分が監督となってマネジメントする喜びがある。今年の春野菜は何を、どれくらいの量で、いつ植えるかということを考え、畑のレイアウト図などを書き出すと、わくわくしてくるらしい。これは「創造性」を刺激して、感情を生き生きさせることは間違いない。

　さらに、「お百姓は毎年一年生」という言葉があるように、どこまでやっても、これで完璧とならないところが、また良い。毎年、毎日、天気は違うし、土の具合も違うし、買ってくる苗の出来も違う。うまく実るときもあれば、大失敗のときもある。常に変化を続ける自然を相手とする仕事には「マンネリ」というものがない。ルーティンでできる仕事ではないからこそ、失敗しても、うまくいっても、常に新鮮な喜びを味わうことができるのだ。

　最後にもうひとつ言えば、家庭菜園には「肩書き」が関係ない。大企業の重役だろうと、零細企業の従業員だろうと、畑に出れば、同じ一百姓だ。そこに上下関係は存在しない。他の人の畑のでき具合と比べて、落ち込んでしまうような人もいるらしいが、どんな趣味でも「人と比べない」「肩書きでつき合わない」ということは鉄則だ。

　家庭菜園は「自分一人でやる」ということも大切らしい。奥さんと一緒にやろうとすると、作付けする作物の種類や収穫の時期などをめぐって、喧嘩になることが多いらしい。自分一人で、肩書きを捨てて、土と自然とのんびりと向き合う。そして、収穫物を家族や知人、友人と分かち合うことで、さらに喜びは増す。

家庭菜園はそれを楽しめる人には一石四鳥、五鳥の効果がある。家庭菜園を借りるのが億劫(おっくう)な人は、「ベランダ菜園」から始めてみるのもいいかもしれない。

Point 毎年一年生になれる家庭菜園は、感情の老化予防に最適である

男性よりも女性が長生きする、いちばんの理由

男性よりも女性が長生きする理由には、いくつかの説が挙げられている。

たとえば、女性ホルモンには「悪玉(あくだま)コレステロールを減らして善玉(ぜんだま)コレステロールを増やす」「ナトリウムの排泄(はいせつ)を促し血圧を下げる」などの作用があることから、ホルモンを

理由とする説。

あるいは女性のほうが基礎代謝（たいしゃ）が低いので、細胞が長生きするという説。生命を維持するのに必要な基礎代謝が少ないほど、長生きできる傾向にある。ネズミよりゾウが長生きなのは、この理由による。男性は交感神経が優位でストレスを受けやすいことなどによる、免疫（めんえき）力の強さの違い、というものもある。

いずれにしろ、生物学的に女性のほうが男性よりも強いのは、平均寿命の面からも、各種データの面からも確かであり、これは日本人に限らない世界的な傾向である。そして、女性のほうが人生を楽しむすべに長（た）けていることも、間違いないと思う。人生を楽しむのがうまくて、感情が老化しにくいから、長生きもできるのだ。

男性は筋力があって瞬発力にこそ優れているが、生物として弱いのに加え、感情が老いやすいのだ。定年退職を待っていたように、病気に倒れてしまう人もいる。感情の老化がきっかけとなって、体が一気に老化してしまうプロセスについては、何度も述べてきた通りである。

その意味で、昔の金持ちは公然とお妾さんを囲っていたりしたが、それも感情老化を予防するひとつの方策になっていたと、捉えられる。昔の女性が、喜んで妾を持たせていたわけではないにしても、黙認、公認していたことで、結果として夫を老いさせないことにつながった。当時はもちろん、自己愛などという心理学の用語は一般に使われなかったけれども、それを満たすことで、やる気や積極性が出てきて若返ることは、経験的にわかっていたのだと思う。

人生を楽しむということでは、「社交能力の高さ」の違いも大きい。それも同性との社交能力の高さでは、男性は女性にとても及ばない。

若いうちから女性は、同性の友人同士で気軽に海外旅行にも出かけていく。子供の手が離れた中年以降は、夫がいようがいまいが、仲のいい友人と連れだって旅行に行く。男性同士の旅行というとゴルフがほとんどで、観光やグルメツアーなどは一般的ではないだろう。東南アジアに出かけようものなら、悪名高い買春ツアーだと疑われてしまう。

平均寿命と夫との年齢差から、女性は、夫の死後も、二〇年、三〇年と一人で元気に生きていくケースが多い。妻に先立たれた夫が意気消沈してしまうことが多いのに対し、夫に先立たれた妻は、概して元気がいい。これも社交能力が高くて、セーフティネット的な友達関係を持っているから、配偶者の死というつらい局面にぶつかっても、感情がどーんと落ち込むことなく、素早く元気になれるのだ。

女性の場合、男性のような社会的地位や、それに起因する変なプライドが邪魔しにくいから、フラットな人間関係が作りやすいのだと思う。総じて女性は、会社以外の人間関係を作るのがうまい。これは男性が見習うべき点である。

ただ、最近増えてきているキャリアウーマンの四〇代は、男性と同じく感情が老化している可能性に注意を払ったほうがよさそうだし、平均的に女性のほうが元気なのは確かだが、「女性のうつ」も男性と同じくらい、増えているのも事実だ。

男性だから弱い、女性だから強い、という二元論ではなく、個人の性格や置かれている状況次第で人は元気にもなるし、落ち込みもするということを肝に銘じて、夫婦同士や、家族でお互いに気遣い合うことが大事なのは言うまでもない。

ゴッドファーザーとゴッドマザーの違い

プライベートであれ仕事関係であれ、男性が人間関係を広げていく時期は、恋愛やセックスなど色恋沙汰(いろこいざた)が活発な時期に重なっている。

一方、女性の場合、恋愛をする年齢でなくなっても、同性・異性にかかわらず、年下の世代から憧れられる人がいる。たとえば、銀座の名物ママのように、いろいろな人同士を紹介してコネクションを作ってあげるなどして、女ボス的な立場で慕われる人のことだ。つまり、ゴッドマザーである。男は女を通じて偉い人と知り合うということが、意外に多いのだ。男性のボス＝ゴッドファーザーが人を紹介してくれる場合は、利害関係を伴うケースがほとんどだが、ゴッドマザーの場合は、直接的な見返りを求めたりはしない。彼女たちにとっては、金銭的な損得よりも、若い人が好きだし、人を紹介し合うのが純粋に好きだから、という理由の場合が多い。これはゴッドファーザーの場合、まずありえない。

女ボスといっては語弊があるが、社会的地位の高かった夫の死後、世に出て活躍している女性たちがいる。佐藤栄作元首相の妻、寛子さんは、未亡人になってからも積極的にマスコミにも登場して話題だったし、三木武夫元首相の妻、睦子さんは、政治倫理を訴えた夫の遺志を継いで政界にもの申す立場だ。

遠藤周作さんの妻、順子さんや司馬遼太郎さんの妻、みどりさんのように、夫の活躍中は表だって活動はしなかったけれど、亡くなった後、夫の活動を引き継いでいる女性も多い。開高健の妻である詩人の牧羊子さんもそうだった。

彼女たちは何も、夫の社会的地位の高さだけで、そうした立場に君臨しようとしたわけではないはずだ。また、そこで直接的な利権が絡むわけでもないだろう。それよりも、夫の遺志を継いで活動したり、慕って集まってくる人たちと接することで、自己愛が満たされる、ということが大きな動機になっているはずだ。

集まっていく人たちには「彼女に気に入られるといろんな人に紹介してもらえて、チャンスが広がる」という、打算的な判断も働いてはいるのだろうが、両者にとってメリットが大きい関係なのだ。

こうしたゴッドマザーたちのＥＱが高いことは、言うまでもないだろう。

熟年離婚が激増している背景

定年前後になって、離婚する夫婦は「激増」していると言っていいだろう。同居期間が二五年以上の中高年夫婦の離婚は、この一〇年で二倍以上に増えている。しかも、そのほとんどが、妻から離婚を切り出されているのだ。

定年退職後、ずっと夫と一緒に家にいるつらさに耐えられない妻が増えているのだ。出かけようとすると、所在のない夫がついてくる。払っても払っても振り落とせない「濡れ落ち葉」だと感じるのである。人生の大半を、仕事以外のことをしないで、ろくに趣味を持たず教養もない。それでいて働いていたときと同じように、家事も任せきりとなれば、妻の不満が爆発するのももっともだ。

しかも若いころであれば子供がいた。テストの成績で一喜一憂したり、学芸会の役など他愛ない話題もあっただろう。グレそうなときには真剣に悩んで、夫婦で話し合ったろうし、進路のことで意見が対立することもあったかもしれない。だが、子供が成長して離れてしまうと、共通の話題を持ち合わせている夫婦はどれだけいるだろうか。

中高年になってから新たに発生する話題は、「親の介護」だが、夫の親の介護を一方的にさせられる妻の不満は根深い。共通の話題ではなくて、相反する利害になってしまう。

趣味にせよ話題にせよ、夫婦で共通の楽しさを見つけておかなかった場合の不幸なパターンだが、私はそれが少数派だとは思わない。

少し前のことだが、渡哲也（わたりてつや）と松坂慶子（まつざかけいこ）が夫婦役を演じたテレビドラマ、『熟年離婚』が大きな話題になった。定年の日に、妻と一緒の英会話スクールを勝手に夫が申し込んできたところから、物語が始まる。

「一緒に英会話を勉強して海外に行こう」と言う夫に、「そういう勝手なところが嫌なのよ」と妻は怒るという齟齬が物語のスタートだ。ようやく二人で時間が取れると思っていたのは夫だけで、妻はまったく別なことを考えていた。現実に起きていることと重なり合っているようなリアルさがあって、視聴率も高騰した。

すでに人生を楽しむすべを心得ている妻と、感情が老化してきてイライラしがちな夫という組み合わせでは、離婚に至るのは氷山の一角であって、その下には不仲のまま家庭内別居のような関係を続けているようなケースが、数多あるはずだ。

お互い相手に「期待」しすぎないことの効用

私の見るところ、うまくいく夫婦には、二つのパターンがある。

ひとつは、妻が母親役、夫が子供役という、親子の関係で落ち着くマザコン型のケース。夫がベタベタと頼ってきても、妻がそれが気にならなかったり、むしろ母親になりきって世話を焼くことが心地いい場合はうまくいく。日本の場合、従来これが多かったのだが、妻が「私はあなたの母親じゃないのよ」と思い始めるとアウトだ。

もうひとつは、妻が夫をずっと尊敬している関係の場合である。映画監督と女優のカップルのように、落ち目になろうが引退しようが、夫の知性や才能に惚れ込んでいるというケースだ。あるいは、学者として研究一筋の夫を妻がずっと支えて、尊敬しているようなケースだ。

ただしこの場合は、定年になった後も、夫は濡れ落ち葉になることなく、妻に対してイニシアチブを取れることが条件だ。そのために夫は、生涯、感情を老化させることなく、がんばって勉強し続けなくてはならない。

落ち目の映画監督であっても大量の本を読んで、「最近の本はつまらんな。まあ、なかなか映画になりそうなのはないな」などと将来への意欲を見せたり、「ちょっとイタリアにでも行ってこようか」などと言って、妻がにっこりうなずくようなことを続けていけば、良好な夫婦関係が期待できる。

ただし、こうした夫婦関係が少数派なのは間違いない。年下の妻が、結婚当初は年上の夫を頼りにしたり、尊敬したりしていても、歳月を重ねるにつれて、両者の力関係が均衡(きんこう)してくるのが普通だ。

そうした中で、夫婦関係を良好に保つコツは、お互いに相手にそれほど期待しないことにある。相手を変えてやろうとか、もっと尊敬させてやろう、などと思うことが百害あって一利なしなのは言うまでもないが、たとえば「共通の趣味を持とう」などとあまり、意気込んで思わないことだ。

「これからは夫婦で毎年一度は海外旅行に行こう」とか、「レストランガイドの『ザガットサーベイ』を上から順番に、夫婦で毎週一回ずつ行ってみよう」という発想はもちろんあっていい。ただそれも、ふたりとも旅行が大好きだったり、美味しいものを食べるのが何より幸せというのなら、という前提があっての話だ。

問題は、片方だけの楽しみで、一方はただつき合っているという場合だ。「旅行は準備が面倒くさいから行きたくない」「ダイエットしているから食べられない」というケースは意外に多い。

最近は飛鳥(あすか)などの豪華客船で世界中を廻るのが中高年のブームになっているが、船旅という、これまでにないほど夫婦が時間を一緒に過ごす旅行をすることで、離婚に至るというケースも実は多いのだ。

いろいろ試してみて、ふたりとも好きなものが見つかれば幸せだけれども、そうじゃないからといって、無理したり、ガッカリしないことだ。夫婦で楽しめるものを絶対に見つけなければ、と思い込むと大変だ。かえってイライラや不満を抱え込むことになる。

中高年になると、妻は自分のコミュニティを作っているのが普通だ。夫は会社がコミュニティだったわけだから、定年後はどうしようかと探すことになる。その際、過剰に妻に頼らないで、自分のコミュニティは自分で用意したほうが安全だと思う。

つまり「長い間、会社人間で、ろくに家にいないで苦労かけたから、これからはおまえが旅行に行くときでも、ランチ会でも一緒に行くよ」などと言って、喜んで誘ってくれる妻はまずいない、ということだ。迷惑がられて「来るな」と言われるのがオチだろう。

お互いの共通の趣味、共通のグループ、というものはあればラッキーだ、ぐらいに思っておくことが秘訣なのだ。

Point

夫婦共通の趣味を、無理して探す必要はない

怒ることがすべて悪いわけではない

繰り返し述べてきたように、早い人なら四〇代あたりから脳の機能、とくに前頭葉の衰えが始まる。EQが低下して、感情のコントロールもままならず、イラッとくることも多くなる。若いころに比べて瞬間的にイラッとくることが多くなったら、感情の老化注意報だと知っておくことが大切だ。自分の感情の老化を知っていることで、苛立つことがあったときに、「待てよ」と一呼吸整えることが可能となる。

しかし、怒ることすべてが悪いことではない。わけもなくイラついたり、腹立ちが止まらなくなるのとは違い、理由があって怒るのは健全な感情のひとつだ。ひどい政治に対して異議を唱えたり、反社会的なことをしている上司や同僚に怒りを覚えて内部告発するなど、怒りがエネルギーになって建設的な提言も生まれるわけだし、不平不満がビジネスのヒントになることもある。

私が最近、腹を立てているのは、道路に左折レーンがないことである。渋滞する交差点で信号が青になった、さあ直進できるかと思えば、左折しようとする車がいて、歩行者が横断歩道を渡るのを待っている。そうこうするうちに、また赤信号になってしまう。アメリカなどでは、ほとんどすべての道に常時右折可（日本で言うところの左折可）という右折レーンがあり、ラインが止まってしまうことがない。

日本の場合は、アメリカとは比べ物にならないぐらい歩行者が多いので、歩行者を赤信号で止めて車道に左折信号を出すなりしないと、歩行者用の信号が赤になってからのわずかな時間しか車は動けないことになる。また、急いで左折しようとする車が多いので、歩行者にも危険である。そんな交差点があちこちにあるのに、いつまでたっても有効な対策が取られないのはどういうことか、と怒っている。

こう考えていると、何かのきっかけに道路行政に対して提言できるかもしれないし、テレビのネタとして使えるかもしれない。怒りをきっかけに、問題点や解決策を探していくのと、カッとなって信号無視したり、左折で腹立ち紛れにアクセルをふかせて、不幸にも人を引っかけてしまうのとでは雲泥の差がある。

怒りの感情を持つことと、怒りの感情に翻弄されることは、まったく違う。激情に流されるままに振る舞うのは若いというより、むしろ未熟な脳、あるいは老化して機能が低下した脳だ。

カッとなって部下を怒鳴っているときに、自分が腹を立てていることがわかっていない上司もいる。つまり、誰がどう見ても、われを忘れて怒鳴っているのに、「カッとなんかなってないよ。きみの将来のためを思って、私は怒鳴ってるんだ」などといった言葉が口をついて出る。

感情を持つことは当たり前で、悪いことではない。感情がなくなったら、ものごとを動かすエネルギーがなくなることになる。ただ、ＥＱの定義にもあったように、自分の感情がわかっていなければならない。

カッとならないようにするのではなく、その感情をどう表わすか、対人関係にどう使っていくかが重要なポイントなのだ。

Point

腹が立ったときは「どうすれば立腹の原因を解決できるか」と考える

「長寿食の常識」は迷信である

ときどき「中年になって肉を食べるのを止めたら、イライラすることがなくなった」と言って、人にも勧める人がいるけれども、これはあまり根拠がない。むしろ、イライラしたり、ふさぎ込んだりと感情のコントロールが悪くなってきたときこそ、肉を食べたほうがいいのは、先にも述べたとおりだ。

感情に老化の兆候が表われているときは、脳内の神経伝達物質であるセロトニンが不足している可能性が強いからであり、セロトニンの原料は、蛋白質に含まれているトリプトファンというアミノ酸の一種だから、肉類を食べることで補給することができるのだ。

そもそも「年を取ってきたら粗食がいい」という考え方は迷信である。日本の平均寿命が男女とも五〇歳を超えたのは、一九四七（昭和二十二）年、第二次世界大戦が終わってからのことだ。戦前は世界有数の短命国だったのだ。なぜ短命だったかというと、動物性蛋白質や脂肪分の不足が主な原因だったと考えられている。低蛋白、低脂肪の栄養状態が続くと感染症にかかりやすくなる。衛生状態の悪かった当時、文字通りに致命的だったのだ。逆に結核などにかかると栄養価の高いものを食べることを勧められたことでもよくわかるだろう。

たしかに欧米では「肉の摂りすぎが短命の要因」として、長寿の日本を見習おうという動きもある。だがアメリカ人の場合、一日に約一四〇グラムもの脂肪を摂っているのである。それに比べて日本人は約六〇グラムである。肉に関しては、アメリカが一日に約三〇〇グラム、日本は七八グラムである。

また総蛋白に占める動物性蛋白の割合も、アメリカ人の約六五パーセントに対して、日本人は約五〇パーセントだ。だがこれは少なければよいというわけではない。この比率がはるかに低いアジア諸国は、日本より寿命が短いのである。

肉類というと、コレステロールが気になるという人もいるかもしれない。しかし、最近の研究ではコレステロールがむしろ老化予防に役立っていることが明らかになっている。

たとえば、コレステロールはエストロゲン（女性ホルモン）の原料である。このエストロゲンは、骨粗鬆症の予防に寄与するし、アルツハイマーの予防になることもわかってきた。女性のほうが長寿である理由のひとつにエストロゲンは挙げられるし、閉経後に病気をしやすくなるのもエストロゲンが減少することが原因と考えられている。

そもそもコレステロールには大事な役割がある。悪役とばかり思われているが、本来は細胞膜の原料なのだ。不足すると細胞の再生がうまくいかないのだから、老化を促進することになるのは当たり前の話だ。

コレステロール値(ち)が若いうちから飛び抜けて高いのは問題だが、高齢になってからはそれほど心配はない。東京都小金井(こがねい)市が実施した七〇歳老人の生存率の追跡調査では、コレステロールがやや高め(男性一九〇～二一九mg／dℓ、女性二二〇～二四九mg／dℓ)の群がもっとも生存曲線がよかった。低い群(男性一六九mg／dℓ以下、女性一九四mg／dℓ以下)の生存曲線は、高い群よりも悪かったのである。

つまり肉は摂りすぎるのはよくないが、摂らなさすぎも問題がある。

「菜食(さいしょく)主義がいい」「年寄りは魚だ」などと、決めつけて食生活が偏(かたよ)ってしまうのはかえってまずい、ということだ。

Point イライラしているときは、肉を食べる

3章

落ち込んだら長い人、
パッと切り替えのできる人

切り替えが下手な人は「保続」現象が起きている

「会社で嫌なことがあった」とか「妻とケンカした」というとき、三〇分もすればケロッとしている人もいる。その一方で、どんよりと落ち込んで、何日もクヨクヨと考え込んでしまう人がいる。

部下を叱るときも、ひとしきり怒った後で「済んでしまったことは仕方がないから、どうするか考えよう」と、肩のひとつも叩いてやる人もいれば、怒り出したらずっと怒っている人もいる。感情の切り替えのスピードは、人によって大きく違う。

中高年になってきて、「落ち込んだら長い」「怒り出したら止まらない」というのは、感情の老化が起きている可能性が高い。序章で説明したように前頭葉の機能が低下すると、切り替えが悪くなるからだ。程度の差はあるにせよ、ある種の「保続」現象が起きているわけだ。

切り替えが下手だと自覚しているなら、行動の間、間に何かを挟み込む習慣をつけるといい。間に別なことを入れていったんリセットしてしまうのだ。これは自分だけの儀式のようなもので構わない。

たとえばカッとなったとき、一～二分は黙っていて自分を落ち着かせるインターバルを持つとか、いったんトイレに立つといったことでもいい。会議中に抜け出して一服する缶コーヒーのCMがあったが、これも切り替えには有効だろう。

日ごろからある行動と行動の間に、必ず入れるものを決めておくと、そこで気持ちを切り替えられる。会社での仕事をついつい引きずって、家に帰っても仕事のことが頭から離れないという人であれば、仕事で疲れたときに立ち寄ってから帰るカフェやバーなどを見つけておくといい。落ち込んでいるなと思ったら必ず行くマッサージや、スポーツジムなどで憂さ晴らしをするのも、有効な手段だ。

美味しいものを食べに行くことでもいいし、キャバクラに行くのもいい。何かを挟み込むことを覚えておいて、「切り替えが悪いな」というときに実行してみよう。

Point

行動と行動の区切りに挟み込む、リフレッシュできる習慣を持つ

それでも、気分がうまく切り替わらないときの、もっと有効な方法がある。愚痴でも弱みでも、何でも話せる人を一人でも作っておくのだ。親友、恋人、配偶者など、すべてさらせる人がいると非常に心強い。落ち込んだり、カッとなったときの感情の受け皿があるかないかは、感情のコントロールに大きな違いとなって表われる。

愚痴は、抱え込まないで、意識して吐くことが重要なのだ。行きつけのバーのママでも、クラブのホステスさんでも誰でも、何でも言える相手を探しておこう。

いたずらに自立を目指して、何でも自分で解決しようとすると「自分は自立できないからダメなんだ」と悩みがちだ。それよりも、頼るべきときには頼り、上手に甘える。「成熟した依存」を目指したほうがいい。

怒っているのに誰も聞いてくれる人がいないから、いちばん弱いところに当たり散らしてしまったりするのだ。

大学の医学部の場合だと、気が短くて感情のコントロールが悪い教授は、医局員の医者に対して怒鳴りつけたり、バカにしたりする。「おまえみたいな奴はダメだ」「いったい何年、医者やってるんだ！」などと罵倒（ばとう）する人もときどきいる。当たられた医局員はどうなるかというと、患者にめちゃくちゃに威張ったり、八つ当たりすることになる。弱いところに向かって鬱屈（うっくつ）した気持ちがしわ寄せされていくという、とんでもない構造ができあがってしまう。

そうなる前に、お互いに愚痴を言い合えるような相手を一人でも確保しておきたい。

Point

愚痴はどんどん吐く。愚痴でも弱みでも、何でも話せる人を作っておく

反省しても「過去」は変わらない

気分の落ち込むことは誰だってある。当たり前のことだ。

それよりも問題なのは、ネガティブで後ろ向きな考え方をしていると、感情のコントロールに悪影響を及ぼすことだ。落ち込んだり軽いうつになったことから始まる「負の悪循環」だ。落ち込んでいると、自分の欠点ばかりに目がいってしまう。

「本当に俺は営業力がないなあ。この年になっても初対面の人と話すのが苦手なんだよな。今週はとうとう一件も契約が取れなかった」

「連絡ミスでクライアントを怒らせてしまった。電話しようと思っていたのに、午後の会議が長引いているうちに、すっかり忘れてしまった。メモをしておこうと思っていたのに、それすら忘れていた。どんどん記憶力が落ちていくような気がする」

「今日こそは報告書を書き上げるつもりだったのに終わらなかった。なんて集中力がないんだろう。気晴らしのつもりで酒も飲んでしまった。自分の意志の弱さがイヤになる」

などと考え込んで、深く自省しがちになる。

落ち込んだ状態で、くよくよと考えると、人間はますます悪い方向にものを考えてしまう。うつになったとき、なぜ長引くかというと、悲観的なことしか考えられなくなるからだ。一つ悪いことが起こると、悪い可能性にしか目がいかなくなる。

これを「認知が感情に支配される」と呼ぶのだが、落ち込んだときには悲観的なことしか考えられなくて、楽観的なことやほかの可能性が考えられなくなる。そうやって悪い可能性に当てはまることばかり探してしまうわけだ。これはうつの典型的な症状でもある。

また、落ち込んだときは、思いが「過去」にとらわれがちだ。「では今、どうすればいいのだろうか」と、現在やこれから変えられるものごとに思いを巡らすのはいいけれども、今さら変えようのない過去を振り返って心を悩ませても、何も生み出さない。「俺はなんで部長になれなかったのだろう」「なんであの会社を辞めてしまったのだろう」「なんで離婚を切り出されたんだろう」などと、過ぎたことをくよくよと考えても、ろくなことはない。行き着く先は「どうせ俺なんか」と考える自己卑下にしかならない。これは最悪の循環だ。

落ち込んだときの考えは、どうしても内向きで悲観的なものになってしまう。必要以上に自分に厳しくなりがちだ。だから落ち込んだときは絶対に「反省しない」と決めておく。調子がいいとき、有頂天のときこそ自省は必要だが、落ち込んで「負の悪循環」にあるときに反省する必要などないのだ。

それは燃えさかる火を消そうとして、ガソリンをかけてしまうような行為だと、肝に銘じてほしい。

Point

落ち込んだときには、決して反省しない

できなかったことではなく、できたことに目を向ける

気分が消沈しているときは、「漠然とした不安」に苛まれやすい。こうなると、「何も手に付かない→さらに自己嫌悪→また落ち込む」、という悪循環に陥ってしまう。「不安」について気にしていると、余計に不安にとらわれて「負の悪循環」が始まるのだ。得も言われぬ不安を感じるときこそ、目の前の仕事を片づけたり、気晴らしできることをしたりと、不安に思っていること以外のことに注意を向ける。これは不安神経症に対する森田療法の指導法だ(森田療法については5章で詳しく述べる)。

だから落ち込んでいると感じるときは、事務作業でも家事でも、簡単にできることをするようにする。新しいことや難しいこと、苦手なことは後回しにする。そうして「自分はできる」「大丈夫だ」ということを再確認していくのだ。

具体的には、たまっている領収書を片づけたり、自分に好意的な得意先を回ったりと、小さなことでもいいので、確実にできることをする。休日なら、庭の草むしりをしたり、自動車を洗ったりでもいいだろう。家の中を黙々と掃除するのもいい。

そして一日が終わったときには、「できなかったこと」ではなく「できたこと」に目を

向けて、落ち込んでいるときでもこんなにできた、と自分を認めてやるのである。

> **Point** 落ち込んだときは、得意なことや、簡単にできる作業をする

「悪いほうへ、悪いほうへ」と考えてしまうのを止める方法

認知療法では、気分が落ち込んでネガティブなほうにばかり思い込む「思考の悪循環」を断とうとする。このきっかけになる思い込みを心理学用語では「自動思考」と言うのだが、これを断つために、それ以外の可能性を「書き出してみる」という方法がある。

「自動思考」の一例を挙げると、落ち込んでいるときに胃の調子が悪いと、ガンに違いないと思い込むというケースだ。そう信じ込んでしまうと、悪いことだけが耳目に入ってくる。家系の中にガン患者がいると、思い込みはほとんど確信に変わり、『家庭の医学』を開いたら「この症状はもう進行ガンなのではないか」と、さらに自分の症状が当てはまる

ような気がしてしまうわけだ。

この「自動思考」から脱出するために、それ以外の可能性を書き出してみるのだ。『家庭の医学』で調べると、同じような自覚症状には胃潰瘍、神経性胃炎、胃アトニーなどがある。これを自分の手で列記していくことで、自分の症状は他の病気にも当てはまることがわかる。そうすると、ガンである可能性は一〇〇パーセントではないと気がつく。ガン以外の可能性も考えられるようになると、ただの胃炎かもしれないという楽観的な可能性も出てくる。こうして「自動思考」の悪循環が断ち切れて、少しずつ落ち込みから抜け出せるのである。

頭の中で考えていることを書き出してみる。文章化して、それを読む、という方法はいわゆる「客観的な思考」をするために、極めて効果が高い。

日記でも何でも「書くこと」がポイントだ。書く内容は、ネガティブな思い込みに対してのそれ以外の可能性に限ることはない。毎日書くのが嫌ならば、どうしてもイライラする、むしゃくしゃするというときだけ書いてみればよい。

一昔前と違ってインターネットが使える現代は、自分の心情を吐き出せるツールがたくさんある。最近、「気の合う友人の輪が広がる」と脚光を浴びて利用者が急増中なのが、ソーシャルネットワークサービス（SNS）だ。

これは新しい友人関係を広げることを目的にしたウェブサイトで、友人だけが閲覧できる日記、友人登録用のアドレス帳、掲示板やカレンダーなど仲間作りの道具から成り立っていて、ブログとは異なる。現実の友人関係を基本としてメンバーが互いに友人を紹介しあうことに特徴があるため、共通の趣味を持った友人が見つかりやすい。悩み事の相談もできるなど、信頼感が高いのだ。

友人の友人の友人……と六人の知人の連鎖を介せば、世界中のどんな人にもたどり着けるという「六次の隔たり」という、アメリカの社会学者が提唱した理論があるが、SNSはこれを可視化するものとされている。

日本で有名なのは「ミクシィ」や「グリー」というサイトだが、自分の心情を吐露（とろ）すれば、誰かのコメントももらえるだろう。書くことで客観視できることに加えて、何でも相談できる友人が見つかるかもしれない。うまく使えば、落ち込みから脱出する最強のツールにもなる可能性がある。

Point 客観的な意見をもらえる意味でも、SNSで日記を書くのは役立つ

「ちょいワル」よりも「ちょい寝」が大切

肉体的な疲労も、イライラや落ち込みの大きな要因である。

疲れすぎると人間はうつになりやすい。過労のために脳や心臓の疾患を起こすなど、体を悪くして死んでしまう過労死よりも、過労が原因で自殺する人がずっと多いのだ。「こんなへとへとになるまで働いて、それでもダメだ。自分はダメな人間だ」と、「負の悪循環」が重なると、真面目で責任感の強い人ほど自殺にまで行き着いてしまうことは多い。

そこまでいかなくても、「疲労」と「感情」は密接な関係にあることは確かだ。体調や免疫機能と、人間の感情は、互いに大きく影響し合っている。強気だった人間が、病気になると途端に気弱になるのはよく見聞きするだろう。

入院したときに献身的な介護や看護をしてくれた看護師さんを見初めたり、風邪を引いて寝込んでいるときに優しくしてくれたガールフレンド（ボーイフレンドでも）と結婚した、などという話はいくらでもある。

三〇代、四〇代でバリバリと働いて、普段は決して結婚したいなどと思わない人が、風邪を引いて急に不安や孤独を感じて結婚を決意したりもする。昨今は、キャリアウーマンに、こうしたきっかけで結婚したという人が多いという話も聞く。

つまり、疲労しているときは気持ちも消沈している。だからこそ「負の悪循環」に陥りやすいのだ。感情のコントロールが悪くなってイライラするのも、同じように疲労との関係は深い。

ということは、イライラ、カリカリしてきたり疲れを感じたときは、意識して休息を取るのが賢明である。肉体的な疲労の場合、一日休息を取るだけで、すっかり回復することも多いのだ。しかも中高年になって、着実に脳も老化している。肉体が疲れやすいのと同じように、脳も休息を必要としているのである。

二〇分ほど昼寝をすると、心身ともにすっきりする。眠いときは我慢せず昼寝をして、回復してから仕事でも勉強でもしたほうが効率がいい。

私は以前から「昼寝と夕寝」を習慣にしている。昼食後や、夕食の後に意識して二〇〜三〇分ほど仮眠を取る。食後は消化のために胃に血液が集まって眠くなる。その眠気に無理に対抗するよりも、素直に「ちょい寝」してしまったほうが、その後の能率はグンと上がるし、それまで多少イライラしていたような場合でも、綺麗に解消されたりする。

会社に勤めていても、昼食を短めにすませて、三〇分くらい昼寝のできる喫茶店や公園、漫画喫茶などを見つけておけばいい。昼寝ができなければ、椅子に座って数分間、居眠りをするだけでも脳の疲労は格段に回復する。

Point イライラしたら「ちょい寝」して休息を取る

現代人に「睡眠障害」が増えている原因

休日の過ごし方にもちょっとしたコツがある。

今、多くの人にとっての疲労とは、昔のそれとは異なってきている。もちろん職種にもよるが、汗をかいて筋肉を酷使するような疲労よりも、一日中、パソコンに向かっていたり、会議や打ち合わせの連続などで「ああ、今日は疲れた」という疲労のほうが問題となることが多い。体を動かすといっても、営業で歩き回って足を棒にすることもあるだろうが、多くは通勤電車の混雑に耐えるくらいだ。

通勤の便の良さや、電話、ファックス、メールなど通信機器の発達により、昔より単純な肉体疲労は減っているはずだが、逆に体を動かさないことによる、肩こり、腰痛などは激増している。最近のマッサージチェーン店の増加が、それを如実に表わしている。それに加えて現代人は慢性的な睡眠不足に陥っている人も多い。「肩こり、腰痛、睡眠障害」はもはや三大国民慢性病、といってもいいくらいで、とにかく現代人は疲れている。

疲労回復のいちばんの方法は、たっぷりと睡眠を取ってすっきりすることだ。だが現代人はなかなか寝付けない、寝付いてもすぐに起きてしまう、一度起きたら二度とは眠れない、といった睡眠障害を抱えている人も多い。

最近は睡眠障害を専門に扱う病院も増えているから、うまく眠れない、と悩むくらいなら病院の門を叩いたほうがいい。その結果、太りすぎなどの原因から睡眠時無呼吸症候群になっていたことがわかり、深刻化する前に早期治癒につながることも多い。

ただ、私は軽い睡眠障害のいちばんの原因は「脳と体のアンバランス」にあると考えている。自分が元気に遊び回っていた子供時代を思い出してみて欲しい。夏休みなど、朝から晩までクタクタになるまで遊んで、夜にはバタンキューで寝てしまっていたのではないだろうか。

ところが、大人になると、一日中パソコンの前に座って「体」は全然動かさず、「脳」だけを酷使してしまう人が多い。脳はオーバーヒート寸前に疲れ切って、目もしょぼしょぼしているのに、いざ寝ようとすると頭の芯が覚醒していて寝られない、という経験は誰でも一度や二度はあるだろう。

これを解消するには、頭と同じように、体も動かして疲れさせてあげることが有効だ。運動は何でもいい。軽くウォーキングするのでも、プールで泳ぐのでも、ストレッチをするのでも、自分が好きなやりたいことをすることが肝心だ。嫌々やっても長続きしないからだ。

忙しくてスポーツジムに通う時間が取れないような人は、週に何回かは一駅手前で降りて家まで歩いて帰るとか、会社まで自転車で通勤する日をつくるとか、お風呂上がりには必ずストレッチをするとか、毎日の生活の中に運動を組み込む習慣を持つといい。主婦の人だったら、買い物に行くのに、徒歩と自転車を一日毎に切り替えるのもいい。
三島由紀夫（みしまゆきお）が太宰治（だざいおさむ）の悩みを指して、早起きしてジョギングすれば治ってしまうものだ、というようなことを言っているように、体を動かすことの効用はバカにできない。脳と体がアンバランスになりがちな現代、意識して体を動かす習慣を持つよう、心がけたいものだ。

Point
オフィスワーカーは意識して体を動かす

一度老化してしまうと、ウジウジは治りにくい

医師として多くの高齢者を見てきた私の体験からも、年を取れば取るほど、切り替えは下手になる。不安が募って何も手につかなくなるのは若いころのことで、老成すれば精神

は安定する、不安などなくなると思われがちだが、これはまったくの嘘である。

むしろ高齢者ほどひとたび悪循環に陥ると、病気の不安や、死の不安が強くなってしまう。これも、やはり前頭葉の機能が悪くなると起きる。一度老化してしまうと、ウジウジと長く思い悩むところから、抜け出しにくくなるのだ。

老化によってうつっぽくなることはよく指摘されている。そのためにも、「感情の老化」は少しでも遅らせたいのだ。先述のように認知が変わると、悲観的なことしか考えられなくなって、ほかの可能性が考えられなくなる。

誰しも実際に失恋したり、離婚をすると、多かれ少なかれ「もう二度と新しい恋人なんてできっこない」「二度と結婚なんかできないんだ」と思ってしまう。あるいはリストラにあったとか、左遷（させん）と噂されるような異動になったときには、もう二度と戻れない、自分はダメなんだと打ちひしがれてしまう。

そういった悪いことにぶつかった場合、年を取っていれば豊かな経験をバックに、落ち込むことなく切り抜けられそうに思うが、実際は逆のことが多い。若いころは、失恋しても離婚しても、まだまだ次があるさと思えるし、リストラや左遷されたって、何くそ見返してやるぞと頑張って働いたり、場合によっては転職することも可能だ。

ところが、年を取って前頭葉機能も低下し、感情が老化していると、「自分には、もう何の可能性もない」と落ち込んでしまい、悪いほう、悪いほうへと考えが向かってしまいがちなのだ。

こんなとき、「別な可能性」を指摘してもらう意味でも、誰かに話を聞いてもらうのは効果的だ。愚痴でも何でも話せる存在は、やはり重要である。

「離婚したおかげで、新しい伴侶(はんりょ)を見つけて幸せになった人は、私の周りに何人もいる」「左遷とはいうけれど定時に帰れるのだから、こんなことをするのはどう?」「転職もいいけれど、こんな方法で起業した人もいる」などと、外から見た客観的な意見や思いがけないアイディアを聞くと、悪い認知に迷い込む前に踏みとどまることもできるだろう。「あ、そうか。そういう可能性もあったか」と思えることは、苦しみをかなり軽減するはずだ。

ただ、うつが本格的にひどくなってくると、他人の言う楽観的な見通しはまったく聞き入れられなくなってしまう。こうしたときは、放っておいてもそのうち良くなるとは考えないで、1章で述べたように、気分が落ち込んでつらい状態が二週間ほど続いたら、医者に行ったほうがいい。

なぜ医者に行くことが大事かというと、本格的に落ち込んでいるときは、友人だろうが妻だろうが、誰の言うことにも聞く耳を持てなくなってしまうからだ。

うつには薬があるので、それを飲んで少し良くなってからのほうが、人の話が聞けるようになる。診察を受けて治療しないでおいて、いい方向に向かうケースは少ない。

友人が医者に行けと言ってくれればいいけれども、ずっと励まされると逆効果になってしまう場合がある。「頑張りたいのに、頑張れないんだ」と追い込まれて、症状が悪化することがあるからだ。

Point

本格的に落ち込む前に、自分と相性のいい精神科医やカウンセラーを探しておく

4章

物忘れのひどい人、
記憶力が衰えない人

記憶には二種類ある

偶然、知り合いと街で久しぶりに会ったとき、顔は覚えているのだが、名前が出てこないなどということがあると、「記憶力が落ちたなあ」「もう年だなあ」とがっくりくる。「いやいや、ご無沙汰。どう？　元気？」などと話しているうちに思い出したり、立ち話の間では思い出せなかったけれども、後から関係ないときに突然、名前が出てきたなどという経験もあるだろう。「ボケの徴候なのでは？」と心配する人もいるだろうが、このくらいは心配ない。

また、メガネを置いた場所をよく忘れたり、奥さんの生年月日を思い出せなくても、生理的な老化であってボケではない。メガネは何のためにあるのか、目の前の奥さんが誰なのかわからなくなるとボケである。

年を取って記憶力が衰えてくるのは、生理的に脳が萎縮してくるためだ。その結果、新しい事柄を覚える能力（記銘力）や、覚えたことを保持しておく記憶力が低下してくる。記憶を司るのは海馬だが、その前に始まる前頭葉の萎縮が、記憶力の低下に大きく関係している。「感情とは喜んだり悲しんだりすることだから、記憶とは関係ない」と思ったら大きな間違いで、「感情の老化」は記憶力低下の大きな原因のひとつなのだ。

記憶力には「意味記憶」と「エピソード記憶」の二種類がある。

「意味記憶」とは、暗記型記憶のことで、単語や年号を覚えたり、すれ違った車のナンバーを覚えているようなことだ。これは年齢とともに明らかに衰える。赤ちゃんを見れば明らかで、赤ちゃんは親が話していることを理解して論理的に覚えているわけではない。ただ単純に言葉を覚えていくだけだ。子供のうちはほとんどが「意味記憶」だとも言われていて、若いころは力任せの暗記に適している。だから三〇歳にもなると、単純な暗記力では一〇代の受験生にかなわない。

また最近は、あちこちでパスワードを決めておくことを求められる。セキュリティのために「書くな」と言われても、無意味な文字の羅列（られつ）は中高年はまず覚えられない。それでいてときどき変えるのが安全だと言われるのだから、高齢化が進む時代に意外なボトルネックになるかもしれない。

もう一方の「エピソード記憶」とは、体験がらみの記憶である。たとえば「あそこのバーで飲んだらぼったくられた」とか、「風俗に行ったらとんでもない不美人が出てきた」といった記憶は忘れない。単語や年号やパスワードはなかなか覚えられない年齢になっていたとしても、感情がビビッドに反応するような、こうした出来事は覚えられる。つまり年を取っても「エピソード記憶」は衰えないのである。

ところがこの「エピソード記憶」は、その体験で感情が揺さぶられるように感じられるかどうかが、記憶されるかどうかの境目だ。つまり、その種の体験が当たり前になって感動を覚えなくなると、「エピソード記憶」として残らなくなる。

どういうことかというと、若いころなら、ぼったくられたときに「とんでもない店だ！」「あんなので三万円も取るなんて！」と、怒り心頭に発して二度と行かない。だが経済的に余裕が出てきたり、経費で落ちたりすると「まあ、しょうがないか」という話にもなる。大して記憶にも残らないものだから、また同じ店に行ってしまうことだってありうる。

あるいは、新人サラリーマンのころは、ちょっと損したり儲けたりしたことでも、かなり大きなエピソードとなる。仕事で叱られたことや、褒められたことも初々しさがあるころのことは覚えているものだ。それが経験を積んで、よくも悪くも面の皮が厚くなってくると、多少叱られても「また、あの部長、なんか言うとるで」と、エピソードにならない。

「エピソード記憶」は年を取っても衰えないものなのに、感情が老化することで自分にとってのエピソードにならなくなる。こうして、意味記憶の面からもエピソード記憶の面からも、記憶力は落ちていくのだ。

ものごとを「エピソード化」して覚える

「古老の叡智」だとか、「おばあちゃんの知恵」などと言われるように、老人には賢者のイメージもある。しかし、こと感情と記憶という観点で見る限り、年を取るほど体験から学べなくなる傾向がある。失敗体験であれ成功体験であれ、覚えていなければ同じ失敗を繰り返すことも多くなってしまう。

老人ならずとも、中高年ではすでにこうした問題が起きてくる。仕事上で同じミスを繰り返すのは体験に学んでいないということになる。つまり、同じぼったくりの店に二度行くのと本質的には変わらない。以前の失敗と同じ轍を踏んで、へらへらしているようでは部下の信頼も得られないだろう。

問題はどうやって心に刻み込んでおくかということだから、年を取っても衰えない「エピソード記憶」として残るように、ものごとをエピソード化することが必要になる。

たとえば失敗の体験を生かすなら、些細なミスだったとしても、もっと青ざめるくらい大げさな事態を想像するのだ。「運よく救われたけれど、この失敗がもっとこうなってたら、危うく自分のクビが飛ぶところだった」とか、「最悪の場合、大損害を会社に与えるところだった」などという形で、深く心に刻み込むような方向に持っていくのだ。

身近な場面だと、自動車の運転がある。交差点で右折しようとする場合、直進車だけに気を取られて、とぎれた瞬間に曲がろうとすると、横断している歩行者や自転車がいてヒヤリとすることがある。そんなとき「ぶつからないのは運がよかった。もし引っかけていたら大変だった」と考えることで、右折するときの確認ポイントが脳に刻み込まれる。逆に言うと、こういう形で脳に刻み込んでいないから、「ヒヤリ・ハット」が事故につながるのだ。

つまり、ちょっとした出来事を、怖かった、腹が立ったなどの感情が沸き立つようなエピソードとして捉えるわけだ。ぼったくりの店なら、「やっぱり歌舞伎町だから」と勝手に納得するのではなく、「ビール一杯三万かあ」としみじみ思えば、怒りも悔しさも湧いてきて簡単には忘れないだろう。

中高年の場合、感情が鈍くなるだけでなく、ものごとに対する許容範囲が大きくなるからエピソードになりづらくなる。そこを意識しないと記憶力も衰えてくる。

ただし、この方法を実践するなら、自分の感情を知っておくことが前提になる。落ち込んで、認知が変わっているときは止めたほうがいいからだ。失敗を記憶するだけでなく、「やはりダメな自分」として自分を認知してしまい、ますます落ち込んでしまうという悪循環に陥ってしまう。その意味でも、感情が衰えてきてからは対策が立てづらいのだ。

テレビ視聴や読書を通じて、記憶力を鍛える方法

「意味記憶」と「エピソード記憶」の理論は、勉強の場合でも同じだ。若いころは「意味記憶」もしっかり残るのに加え、「エピソード記憶」も活発だ。「そうか、わかった！」という体験が嬉しいから、記憶に残るのだ。大学生や社会人になっても、若くて経験が少ないうちは「わかった体験」が豊富である。

コンピュータの仕組みであれ、株式市場など経済の勉強であれ、「あ、そうだったんだ」と感動を伴って理解する。仕事でも同様に「そうか、こうやればいいんだ」と、視界が開

けるような瞬間がある。この「わかった体験」がエピソード化されるのだ。

年を取ってみると、その感動が薄れているのに気づく。本を読んで、斬新なことや知らなかったことが書かれていても、「そうか！　こうなっていたのか」という風な感動を覚えないことは、往々にして起きる。

たとえば最近、日本人はアメリカのことを「なんだかとんでもない国」だと考えるようになった。かつては「なんだかすごい国」のイメージがあったアメリカだが、貿易摩擦での身勝手さや、アメリカ式の正義の押しつけなどが知れ渡ってきたからだ。

そのきっかけになったのが、一九八九年に発刊された『「NO」と言える日本』（盛田昭夫・石原慎太郎著　光文社）だったように思う。「こんなに日本は騙されていたんだ」と憤ったからこそ、書かれていた内容も、その当時のことも、よく覚えている。だが、こうした一連の〝嫌米物〟の本も、その後たくさん出てきて、何となく読み流してしまうようになると、記憶には残らなくなる。

最近なら、北朝鮮をテーマにした本を読むと、「けしからん国だ！」と怒りの感情がこみあげてくる。「成敗してやれ」という短絡的な怒りに向かいがちだが、感情を掻きたてるという意味では役に立つ。ただこちらも内容がワンパターンなので、何冊か読むと慣れてしまう面は否めない。

また、「あの本は読んだはずなのだが、何が書いてあったのかよく覚えていない」という中高年も多い。小説など、しばらくするとディテールを忘れてしまっているので再読して楽しめるというメリットもあるのだが、ビジネス書など内容を把握しておきたい本もある。

中高年が本を読むときは流し読みしててもダメで、無理にでもエピソード化していかないと、なかなか記憶に残りにくい。

そんな「エピソード記憶」する読書法に、イチャモンをつけながら読むという方法がある。これは人生経験が豊富にあればこそできる方法だ。つまりどんな高名な著者でも、自分の体験に照らし合わせると「そうじゃないだろ」と突っ込んだり、言いがかりやイチャモンがつけられる。

〝嫌米物〟や〝嫌韓物〟も、著者の判断を鵜呑みにするのではなく、「それは決めつけがすぎるだろう」「こうしたほうがいい」と、自分なりの価値判断をしながら読むようにすれば、面白く感じるはずだし、記憶に残るようになる。

「景気回復と構造改革には、自由な競争によって企業を活性化する必要がある」という主張に対しては「そうはいっても、現実には生活保護以下の給料しかもらえない若者がいるじゃないか」など、反論できる体験はたくさんあるだろう。

「貧富の差が広がっている。とくに足立区では就学援助金をもらっている家庭が多い」という記事を読んだら、そこはなるほどと賛同しても、「足立区はタクシーもあまり走っていない」という記述を読んだら、「そんな訳ないだろ、思い込みもいい加減にしろ」と突っ込みをしっかりと入れる。

面と向かって反論するわけではないのだから、論拠やデータなど細かいことは気にしなくてもよい。単純にうなずきながら読んだのではすぐ忘れてしまうような内容も、この方法で、意外なくらい記憶に残るのだ。

テレビでも同様だ。テレビの場合はエピソード化してまで記憶しなければならないことは、それほど多くないかもしれない。画面も話題もどんどん変わっていくから、何も考えなくても、わかったような気がするのがテレビ視聴の特性だ。「受け身」で「鵜呑み」というテレビ視聴の特性は、脳をろくに使わないということにつながる。

中高年以上の年齢になると、何か音がしていないと寂しいのか、わけもなくテレビをつけ放しにしている人も多い。せめて「何言ってんのよ」「違うんじゃないか」と突っ込みを入れれば、多少は記憶や、感情の老化防止にも役立つはずだ。

テレビは本音もほとんど言ってくれないし、有名なキャスターにしてもコメンテーターにしても決めつけが多い。テレビに向かって喧嘩を売る気になったら誰でもできる。

逆に言えば、テレビをつけっ放しにしておいて、出てくるもの全部鵜呑みにするというのは、感情老化まっしぐらの最悪の生活習慣と言える。

Point 読書でもテレビでも、鵜呑みにせずイチャモンをつける習慣を持つ

入力・貯蔵・出力——記憶の三段階のステージ

記憶には「入力・貯蔵・出力」という三段階のステージがある。それぞれの段階を追って、記憶の仕組みについて説明しておこう。

入力とは頭に刻み込む段階だ。ここでは基本的に「理解」と「注意」がそのポイントと

なる。つまり理解できることは覚えられるけれど、理解できないことは覚えられない。無意味なパスワードが覚えにくいのはそのためだ。

また、感情の老化が起こったときに、真っ先に影響が出るのは、「注意」である。注意力が落ちて散漫になるので、本を読んでも読み流しているだけになる。老人がうつ病になると記憶力が落ちるのだが、うつとか不安があるときは、読んでるようで読んでない、聞いてるようで聞いてないということが頻繁に起きる。だから言われたはずのことも忘れてしまう。気もそぞろなときは、うっかりしてメモも取らないのと同じである。

これは決して記憶力が悪くなったわけではない。ただ単に「注意」のレベルが落ちただけなのである。感情が老化したり鈍くなっていると、上司が何か指示しても「毎度のことじゃないか」と思ってしまう。指示の内容を聞こうという「注意」のレベルが高くならないのだ。

こういうときには毎度のことと受け流さずに、何か昨日との違いを探ってみる。上司が相手では、本やテレビのようにいちゃもんをつけるわけにはいかないから、必ず何か質問するとか、確認するなどして、「注意」のレベルを上げるようにすればいい。

Point

人の話を聞くときは、聞いた後に何かを質問するつもりで耳を傾ける

さらに言えば「注意」には「関心」と「集中」の二種類の要素がある。

自分の好きなこととか、興味のあることは、年を取っていても覚えられる。「関心」のあるものに対しては「注意」のレベルが上がるのだ。たとえば、中高年からワインに目覚めた人なら、ワインに関してだけは覚えられる。ほかのことはすぐ忘れてしまうような人が「九二年のボルドーは左岸は悲惨だったが、右岸はそこそこいい。シャトーカノンとか、トロタノワとか」などと、やたらと緻密(ちみつ)に覚えていて蘊蓄(うんちく)が止まらなかったりする。

新しいことがなかなか覚えられないという人でも、好きなサッカーに関しては、ワールドカップを見ながら、あの選手がどの国の何というクラブチームに所属していて、どこから移籍してきたのかなど、スラスラと言えたりする。旅行好きなら地名や駅名、路線の接続など、年を取ってからでも意外なほどよく覚えられるものだ。

つまり自分の関心があるものは覚えられる。しかし、一般的に感情が老化すると、関心

領域も狭まってくるし、関心のテンションも下がってしまう。しかもひとつのことに「集中」できなくなってしまう。

年を取ると、気をつけていないと「注意」の要素、「関心」と「集中」が二つとも弱くなってくるのである。

しかし、入力のもうひとつの条件、「理解」のレベルは年を取っても下がらない。人生経験も豊富になり、むしろ理解力そのものは良くなっているはずなのだ。

それでも現実には、新しいことを勉強して理解するのは難しい。「金融は詳しいけれど、コンピュータのことは弱いから勉強しよう」「広告営業でずっときたけれど、マーケティングもかじっておかないと」などという場合、思ったほど理解も進まない。生半可な理解で終わってしまうことが意外に多い。

この原因も実は「感情の老化」にある。人生経験が邪魔になったり、見栄にとらわれたりするのである。つまり「こんなことは知っている」と、中途半端に読み飛ばしたりする。これがまず一因だ。

もうひとつ、見栄を張って難しすぎる本に手を出したり、わからないことを人に聞くといったことができなくなる。「そんなつまらないことで」と笑われるかもしれないが、実際に起こりがちである。年を取れば取るほど、恥をかきたくないという気持ちが強くなる。若いころなら、知らないのが当たり前だという気持ちで人にも聞けたのが、いまさら聞くのは気恥ずかしい、と考えてしまうのだ。

入門書や、やさしいレベルの本を買うのも恥ずかしい、あるいはプライドが許さない、という見栄から専門書を読む。「猿でもわかる〜」や「猫でもわかる〜」といった入門書を買うのが恥ずかしいから、難しい本を買って、結局よくわからなかったという結果に終わる。

感情が老化してくるとより保守的になってきて、それゆえに「恥意識」が強くなるのだ。その恥意識の強さが理解の妨げになってしまう。理解力はあるはずなのに、恥じらいと見栄が邪魔しているのである。

そういう意味で昨今の新書ブームは、中高年の「知りたいけど、少しカッコつけたい」という欲求を満たしていることが、いちばんの理由のような気がする。

新書はかつては教養新書と呼ばれ、それを持っていることは知的レベルのある種のステータスにもなる。そういったパッケージでありながら、現在の新書は、超わかりやすい入門書といったテーマのものも多く、恥をかかずに初歩から学びたいという、中高年のニーズを満たしているのだ。

Point
新しいことを勉強するときは、新書判などのできるだけ平易な入門書を手に取る

「地位を利用した勉強法」とは

少し役職が上がると見栄を張って、人にものを聞かなくなる（聞けなくなる）人間が多いのだが、本来は、会社でも役所でも、出世して地位が上がるほど人に教えてもらいやすくなる。つまり、偉くなるほど頭を下げる価値は高くなる。下っ端から頭を下げられても嬉しくないけれど、偉い人に下げられると嬉しくなる。下げられた側の自己愛を満たすからだ。当たり前のことなのだが、これに気がついて実践している人は少ない。

おそらくこの本の読者の方は年齢的に、地位が上がりつつある人、上がった人だろう。課長でも部長でもいい。専務なり、常務なり何でもいいのだが、せっかく偉いと思われる

役職をもらっているのなら、利用したほうがいい。

地位を利用して頭を下げることで、効率よく勉強ができるのだ。役職や地位を利用というと鼻にかけて威張ったり、「手柄は自分のもの、失敗は部下の責任」という人がいるけれども、もちろん違う。

それなりの地位の人から、「いやあ、私はまったくパソコンのことがわからないのだけど、きみがいちばんできると聞いたものだから、ちょっと教えてくれないか」と言われたら、まず誰だって感激する。「どう教えたら期待に添えるだろう」などと工夫しながら、レクチャーしてくれるはずだ。

頭を下げる価値は偉くなるほど上がる。地位が高くなるほど、より詳しくて、教え上手な人を選べるようになる。良質の情報を得やすくなるから、偉い人は頭を下げることで、より賢くなり、さらに偉くなる。

終盤は「賞味期限切れ」などと言われたが、圧倒的な人気で近来まれに見る長期政権となった小泉純一郎（こいずみじゅんいちろう）元総理は、民間の知恵を登用することに積極的だった。看板の経済財政諮問（しもん）会議には、頭を下げて民間人に入ってもらったような印象を世間は持った。

本当に頭を下げたかどうかはわからないが、少なくとも、偉い人から「頼む！」と言われれば一肌脱ごうかという気持ちになるのが人間の心理なのである。それを利用して理解のレベルを上げない手はない。

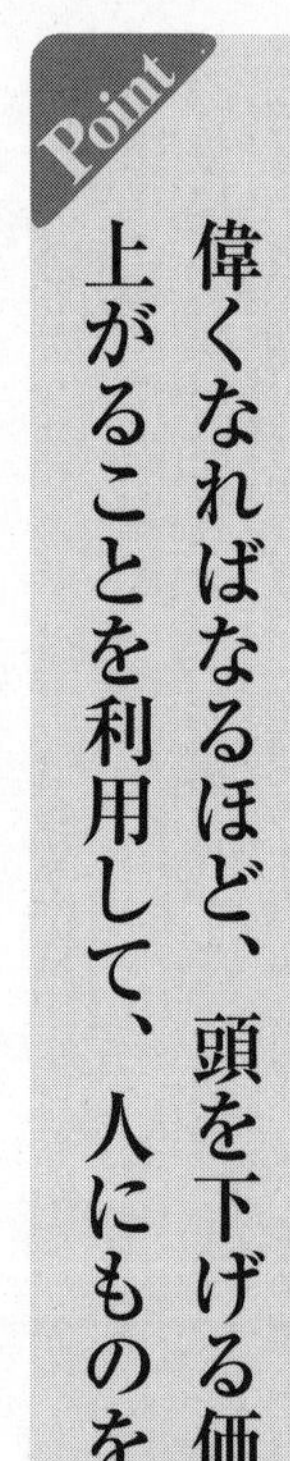

「復習」と「受け売り」で、記憶力をキープする

記憶の第二段階、「貯蔵」とは、ある一定の時期まで必要とされることを覚えていることだ。

受験勉強の場合だと、試験の日まで覚えておく。それが半年後でも一年後でも、必要なだけ保存しておくのである。社会人だと、もっと長期間、貯蔵しておかなければならないことが多い。

人間が新しいことを記憶するとき、一時保存されるのが、脳の「海馬」と呼ばれる部分である。海馬はその情報の中から、必要だと判断した部分を「側頭葉」に転写すると、それが長期間の記憶になる。大して重要ではないと判断した情報は海馬が捨ててしまうのだ。

「エピソード記憶」の場合は、いきなり側頭葉で保存される場合もあるけれども、とくに単純な「意味記憶」の場合、このメカニズムが働いている。

では海馬はどういう基準で、必要かそうでないかを判断しているのだろうか。これが極めて機械的で単純な仕組みで、一カ月ほどの期間に二回以上、同じ情報が入力されたときは必要と判断しているのだ。一度だけの入力で、それきり待てど暮らせど来なければ、大事な情報ではない、必要ないと思って捨ててしまう。

だから貯蔵をよくする方法には、「復習」しかない。一カ月以内に復習して、側頭葉に転写させることがポイントになる。ただこの復習という作業、受験生なら当たり前だし、若いころは結構しているのに、年を取ってくると面倒くさくなってしなくなる。

覚えておきたい本は一カ月以内に二回読む、目次をパラパラと見てよかったところや必要なところだけ、もう一度読むといった、ちょっとした復習をすればずいぶん記憶力が良くなる。簡単なことなのだが、面倒くさいと思う気持ち（もちろんこれも感情の老化だ）

が、忙しさを言い訳にさせて、なかなか復習しないのだ。

若くて記憶力のいい受験生でも、世界史の教科書を一回読んだだけで覚えたりはできない。若いころだって一生懸命に復習していたのに、年を取って脳の機能は落ちるのに、復習すらしない。これでは覚えられないのも当たり前なのだ。

復習するということを習慣化するためには、「受け売りで話す」という方法がある。本や雑誌で読んだり、テレビを見ていて知ったことや面白かったことを、「受け売りで話す」のだ。相手は誰でもいい。口に出して説明することで、記憶が定着する。

たとえば『その時歴史が動いた』で見たことを、奥さんにでも、同僚にでも受け売りで話す。そのことで、番組の内容はエピソード記憶として強化される。

「受け売り」であってもバカにはできない。一通りは理解して覚えておかないと、人に話すことはできない。それも本に書いてある通りや、ビデオを再生するようには喋れないわけだから、自分なりに理解して、構成しながら話すことになる。

これは、いちばん簡単な復習法なのだ。人に話すことで、自分の理解や記憶が甘いところが明らかになれば、もう一度本やビデオに当たることになる。こうなれば、一カ月以内に読み直さなければ、などという面倒くさいことをしなくても、エピソード記憶として定着するのは間違いない。

相手によっては「なんだ受け売りじゃないか」と言われるかもしれないが、そんなことを気にしてはいけない。それでも、受け売りを同じ人に繰り返すと嫌がられるケースもあるので、そんなときはクラブやキャバクラで知識をひけらかせばいい。ただし、受け売りを面白く話すにも技術がいる。面白いトークを目指すことは、感情の老化予防になるし、「ワァ、すごい」と言われる体験ができれば、自己愛を満たすこともできて一石二鳥である。

話すことは記憶の第三段階、「出力」のトレーニングでもある。中高年になるほど人の名前が出なかったり、覚えたはずなのに思い出せないというのは、出力機能が衰えているためでもある。出力をよくするには実際に出力してみるしかない。必要なときに必要な内容を引き出す練習が必要なのだ。

受験生であれば、記憶したことを問題集や模擬試験などで出力してみるわけだが、社会人になるとなかなかチャンスがない。受け売りで話すことはちょうどこの、問題集での演習に相当する。人に話してみることで、うろ覚えになっている部分が明らかになるし、相手の興味をそらさないでしゃべるプレゼンテーション能力も高まる。絶好の出力トレーニングになるのである。

感情の老化は、記憶のそれぞれのステージで起きている老化現象を促進する方向に働く。そのことを知った上で対策を立てないと、苦労したわりには効果がないということになりかねない。記憶のステージやプロセスを理解した上で、ちょっとした習慣によるトレーニングをしてみよう。

Point 本やテレビで知った事は「受け売り」で話す

脳を刺激するギャンブル、依存させるギャンブル

「飲む・打つ・買う」とは、「困ったオヤジ」の枕詞（まくらことば）のような三点セットだが、ある種の反社会的なことをするとき、感情は高ぶり生き生きとする。道徳的には多少非難されるような行為は、「感情の老化予防」に効果的だ。

なぜ反道徳的な行為が感情の老化を予防するのかと言えば、年を取るほど強い刺激が必要になってくるからだ。繰り返し述べてきたように、脳の老化と人生経験によって、弱い刺激では反応しにくくなっているのだ。

仕事で経験を積んでくると、先が読めるようになるから、そつなくこなせて失敗することも少なくなるが、面白さは薄れてくる。底の浅いテレビドラマでは、ストーリーの展開に予想がついてしまってつまらなく感じてしまう。「先が読めてしまう」と刺激が失せるだけでなく、興味や関心までも色褪せてくる。

ギャンブルはその対極にある。常に予想を裏切る不確実性にあふれて、ズバリと強力な刺激を与えてくれる。感情に直接働きかけて、若返りに直結する要素がある。

競馬場に集まる中高年は、ファッション的に「イケてない」ために見かけこそ老けているが、馬の血統や戦績について驚くべき記憶力を発揮する人も少なくない。ある競輪選手から聞いた話だが、競輪ファンは競馬ファンよりも年齢層が高いのだそうだが、どの選手がいつのレースはどんな展開で走ったか、その前後にいたのは誰かなど、正確に覚えている人が少なくないという。

ゴルフの青木功プロは、「○年前の○番ホールの第○打」をすべて記憶・再現できるという。将棋のプロは、一局対戦後、数百手をはじめから再現できる。つまり、好きなことに関して、人はすごい記憶力を発揮するのだ。

「感情の老化」が記憶力に対しても強く影響するのは、説明したとおりである。ギャンブルの刺激は、記憶力や感情の老化予防に、一定の効果があるのは間違いない。

囲碁・将棋、カードゲームのような勝負事も感情の老化予防になる。負けて悔しがるうちは、感情が強く刺激されているわけだし、悔しくて練習する気になり、「次はあいつに勝ってやろう」と意欲を燃やせば、相手の技や作戦を分析するために頭も使う。

四人で会話もしながら頭を使い、勝っても負けてもエキサイトする麻雀も、若々しい感情を保つのに効果がありそうだ。三木武夫元首相の睦子未亡人をはじめ、麻雀を楽しむ高齢者には脳が若々しいイメージがある。

得意な勝負事で勝つことは自己愛も満足させる。勝てる勝負事を持っていると、感情の老化予防の意味でも心強い。

ただ、刺激の強さにすっかりはまってしまう危険がないわけではない。いわゆる「ギャンブル依存症」だ。とくに大当たりの快感を一度味わうと抜け出せなくなるパチンコは、どっぷりとはまって家庭崩壊に至ったり、破滅する人が続出している。

還元率（客が注ぎ込んだ金に対して店が戻す金の比率）が、競馬など公営ギャンブルに比べて異様に高く、ハイリスクハイリターン化して射幸心をあおっているのが元凶だ。早急な国の対応が必要なのだが、北朝鮮の資金源になっているという噂が絶えないし、警察利権の温床と言われるように背後の暗部もあって健全化への動きは鈍い。

最近のパチンコは、数万円を短時間で注ぎ込むようなものになっているので、はまれば人生そのものが破綻しかねない。とくに一人で黙々とパチンコ台に向かうのは依存が起きやすい。現実にパチンコ依存で生活が破綻した高齢者も、あるいはうつになったパチンコ依存者の妻も、私は知っている。脳科学の立場からも現在の電動のパチンコがどの程度刺激になるのか疑問である。ひところ社会問題にもなった非合法のポーカーゲームなども、感情の刺激のためとはいえ、安易に近づくのは勧められない。

反社会的なこと、後ろ指をさされそうなことが感情の老化予防になることは確かだが、はまった際に破滅する危険性が高いものは避けなければならない。もちろん麻薬のようなものに手を出すのはもってのほかである。

Point ギャンブルや勝負事は、麻雀や将棋など、自分の能力や努力がものを言うものを選ぶ

「尊敬される年寄り」でいられれば、老後は楽しい

年を取っても人から尊敬されたり、必要な存在と意識してもらうのは大事なことだ。自己愛が満たされて、生きていく自信やエネルギーの源泉となるからだ。

そのためには、若い人に対して自分なりに勝っているもの＝セールスポイントをもっていることが大切になる。といっても、一般的には老人が体力やルックスで勝負するのは難しい。若い人に勝っているところというと、「金」や「知識」、「人生経験」になる。

今、ある程度の企業に勤めている人なら、「金」では勝てる見込みが高い。とくに子供が手が離れたあとは、自由になる金は増える。年金制度や年功序列による給料や退職金など、崩壊とか激変だのとささやかれているけれども、現在の五〇代以上ならほぼ問題がな

い（お金については5章で詳述する）。起業して大金持ちになることは確率的には難しいかもしれないが、老後を過ごすには不安のないレベルの金はあるから、若い世代からはうらやまれるはずだ。

若い人と違った「賢さ」や「知識」については、これは独壇場だ。基本的な日本語の使い方や、漢字の読み書きひとつとってみても、壊滅的なレベルの現在の若者に対して、圧倒的に優位にある。男女問わず、その知識によって十分尊敬されるだろう。

年を重ねた人の蘊蓄を聞きたいという需要は絶対にあるし、映画『スター・ウォーズ』シリーズに出てくるヨーダではないが、年を取っているからこそその知恵は求められる。

また「人生経験」によって、人の相談相手になることで、尊敬される老人もいるだろう。ただ、現実には年を取ったからといって急に相談されることが増えるというものではなく、もっと若いうちから相談に乗るキャラクターだった場合に限られるように思う。

ひとつ言えることは、この三つのいずれかを持っていない限り、軽蔑される年寄り、邪魔者扱いされる年寄りに、確実になってしまうということだ。つまり「自分は金で勝負するんだ」「知識で勝負するんだ」「俺は包容力や、相談能力には自信がある」のうちの、いずれかひとつは、少なくとも確保したいところだ。

金はある人もない人もいるだろうし、相談相手になれるキャラクターの人も、そうでない人もいる。だから、最低限いつまでも「知識欲」を持っておくことが大切だ。

年を取るに従って食欲や性欲も薄れて、何ごとにも寡欲になっていく。しかし、そうした中でも「賢くなりたい」「賢いと見られたい」という欲は、維持しておいたほうがいい。

年を取れば誰しも病気の恐怖や死の恐怖はある。それにも増して認知症になる恐怖が強いから、みんな「ニンテンドーDS」でトレーニングするわけだ。それはいい。ただ、これでトレーニングをして、老化予防にはなったとしても、それだけで若い世代から尊敬されることにはならない。

「私はDSのトレーニングで脳年齢二三歳だよ」と言ったところで、「あ、若いですね」で終わってしまう。脳年齢の数字が若いからと言って、尊敬される年寄りにはなれないのは自明だろう。年を取ったとき、社会や誰かから必要とされていないのは、人生最大の不幸かもしれない。それよりも、

「あの人は何だか歴史はメチャクチャ詳しいよ」

「あのおじいさんにワインの話聞いたら、何でも教えてくれるよ」

「やっぱり腐っても鯛っていうか、すごいね。あの人の金融の話は」

そんな評判が立って尊敬される年寄りであれば、老後は楽しい。人生を楽しんで生きられるのである。そのためにも、若い人にも負けないという「自分の得意分野」をひとつ見つけて、いつまでも勉強する意欲を持つことが大切だ。

5章

年を取ることが
不安で仕方ない人、
年を取っても
気楽に生きられる人

なぜ政治家はいつまでも若いのか？

私が以前、ある病院にいたときに、八〇代で現役の政治家がやってきた。活動的なリーダーとして若い政治家からも頼りにされているような人だった。

脳の写真を見せてもらったところ、よく政治家が勤まるなと思うほど前頭葉が縮んでいた。にもかかわらず、その人は精力的に活動していた。政治の世界は、少しでも健康の不安が囁かれると、周囲が離反してしまうと聞く。その政治家は、意欲の低下や切り替えの悪さなど、前頭葉の衰えを示すような素振りはまったく見せずに、リーダーシップを発揮して求心力を保ち続けていたのだ。

このとき、前頭葉は萎縮しても使えるものなのだと、強く印象に残ったものだ。

概して、政治家はいつまでも若い。七〇歳を過ぎてエネルギッシュな人はいくらでもいる。使い古された言葉だが「四〇、五〇は洟垂れ小僧」とも言われる。

なぜいつまでも若いのかと考えると、人前に姿を見せ続けて演説し、選挙を戦い、支持団体や選挙区の要望も聞いて手際よく指示を出す。意欲と気配りとビジョンを持って仕事をするという政治家のダイナミクスが、前頭葉を強く刺激しているのだと思う。言っていることは多少ワンパターンの政治家も、勝負、勝負の人生なのだ。

しかも活発に使うことによって、少しくらい萎縮しようが、残っている細胞が元気になっているように思う。使っていなければ、縮んでいる分だけ機能が落ちてしまうのは明白だが、使い続けることで機能は保たれているようである。

よく言われるように、人間は脳の一パーセントしか、その能力を使えていないという説もある。脳は九九パーセントは使えていない臓器とも言えるわけだから、どれだけ減る、縮むというのは、大した問題ではないのかもしれない。

要するに、神経細胞が減ることよりも、残っている細胞をいかに使い続けるか、元気にさせる習慣を持つか、ということが大事なのだ。

定年のない仕事をしている人が、いきいきと長生きする理由

前頭葉を使う機会は、職業によってもかなり違ってくるだろう。

政治家だけでなく、何かを表現するクリエイターや芸術家は、「頭が柔らかい」と言われる。同じことを繰り返していてはダメなのだから、柔軟な思考や、気持ちの切り替え、

新しいものへの意欲など、前頭葉の機能をフルに使うことになる。実際、画家やオーケストラの指揮者には長命で、ずっと現役の人も多い。

私の以前勤務していた浴風会病院の大友英一(おおともえいいち)院長は長い臨床経験から、ぼけにくい職業として、政治家やクリエイターのほか、財界人や料亭の女将を挙げている。情報をインプットしたら、それを整理・加工してアウトプットすることや、細かな気配りをすることが共通する特徴だという。これもやはり前頭葉を活発に働かせていることになる。

その一方で、定型的な仕事を淡々とこなす職業もある。

「自分の仕事は少しもクリエイティブなところはない。朝から晩まで、書類をチェックして、間違いがないか確認して取り次ぐだけだ」という人は、確かに仕事の中では前頭葉が休んでいることが多いかもしれない。ということは、そのまま休ませ続けると、若くして感情の老化が進んでしまう可能性が高い。

もし同じことを繰り返すだけの刺激のない仕事だったとしたら、趣味でも習い事でも、意識して前頭葉を使うことが必要になる。毎日、ブログを更新するとか、日記を書くといったことでもいい。何を書いていいかわからないなら、たとえばその日に見たテレビ番組で、面白かったことなどを書いてみるのは効果的だ。テレビも漫然と見ているのではなく、こんな使い方をすれば十分、刺激になるのだ。

一般的に、定年のない仕事をしている人は、楽しく長生きできる。見方を変えれば「ずっと働かなければいけない」とも言えるが、「するべきことがある」というのは何らかの形で頭を使うことになる。その意味で前頭葉をよく使うかどうかは、職業の種類よりもライフスタイルで決まってくるとも言える。

現代に求められる「前頭葉教育」

年を取っても活動的なら、前頭葉は簡単には衰えない。逆に言えば、若い人も前頭葉機能が発達している人がアクティブで創造性も高いわけだし、前頭葉を使う仕事に就きやすいという傾向がある。

ただ、どんな仕事でも自発性や創意工夫は必要だ。これはこれからの日本社会に必須の要素である。つまり前頭葉を鍛える「前頭葉教育」が必須だと私は考えている。

教育に関して言うと、今、日本では「右脳教育」への関心が高い。情報社会になって、従来の左脳中心の教育では役に立たなくなってきたからというのだが、私は疑問を持っている。少なくとも、情報が氾濫しているなら、そこから必要な情報を使いこなすために、以前より多くの知識が必要になるからだ。

たとえば「右脳教育」の対極のような、暗記など記憶力のトレーニングは評判が悪い。これは二〇年近く前、インターネットを介して誰もが情報にアクセスできるようになると、細かな知識など記憶しなくてもいいという誤った予測から、記憶力が軽視されたことが根底にある。だがインターネットが普及して、誰もがグーグル（検索サイト）を使うようになると、まったく逆に、より多く知識が必要になることが明らかになった。

仮に学校の授業で「生命科学と倫理」のようなテーマで、レポートの課題が出たとしよう。誰もが手始めにネットで検索をするだろうが、たちまち数万のサイトがヒットする。内容を理解して峻別するのに必要なだけの専門用語や、問題の背景などの知識がないとお手上げになる。

結局、豊富な情報を使いこなせるのは左脳を鍛えて知識のある人だけになる。となるとアクセスしただけで終わってしまう人との格差は、ますます広がっていく。

大雑把に言うと、言語能力や理解力は「側頭葉」の機能だ。国語や英語は側頭葉を鍛える勉強である。また計算問題や図形の問題は、「頭頂葉」の機能を鍛える。

こうした勉強をおろそかにしないで、かつ前頭葉機能を鍛え伸ばそうというわけだが、なかなか従来型の科目では効果が上がらない。いわゆる発表型の学習や、創造性を問うような試験をするのも簡単ではない。

ところが意外なことがわかってきた。以前から、日本の教育は前頭葉機能を鍛えていないという批判があったのだが、川島隆太教授をはじめとする脳科学者たちの研究で、小学生がするような単純な「読み・書き・計算」の練習で前頭葉が鍛えられることが判明した。

「ああ、よかった。それならいいじゃないか」と思う人もいるだろうが、その鍛えられた前頭葉機能を使う、使い続けることが教育の中にないのが問題だ。

「若者らしい自発性がなくなった」などという不満や嘆きを、企業の人たちからよく聞くが、高校・大学と進むうちに、せっかく鍛えた前頭葉を使って、それをさらに鍛えていく機会がなくなってしまうのだ。若いから、急激に衰えることはないけれども、今後は、この段階での前頭葉教育が重要になってくるはずだ。

長野県で「PPK（ぴんぴんころり）」が実現している要因

現在、企業の九割が六〇歳で定年だという。しかし法律によって、平成十八年四月一日以降は、希望者は六二歳まで働けるようになる。さらにその後、六五歳まで延長されることが決定し、それが施行されている。

「年金が払えないからって、そんなに働かせるのか」「ひどいじゃないか」と思う人もいるかもしれない。だが「働いているほうが感情の老化予防にもなるし、若々しくいられるんだから、それでいいじゃないか」と肯定的に捉えると、老後の生活の質が大きく違ってくるように思う。

結論から言うと、年を取っても働いているほうが長生きもするし、健康なのだ。次ページ図⑧を見ると、七〇歳以上の就業率が全国一位の長野県は、平均寿命でも男性全国一位、女性全国三位、とトップクラスであることがわかる（令和四年で男性二位、女性一位）。

長野県の七〇歳以上の就業率は約二五パーセント、四人に一人が働いている。もっとも就業率の低い沖縄県の約二倍という水準だ。そして、就業率と老人医療費との間に相関関

図⑧:70歳以上の就業率と平均寿命(2000年)

就労率順位	都道府県	男	女
		平均寿命	平均寿命
1位	長野	78.90(1 位)	85.31(3 位)
2位	山梨	77.90(18位)	85.21(8 位)
3位	鳥取	77.39(32位)	84.91(16位)
全国平均		77.71	84.62
45位	大阪	76.97(43位)	84.01(46位)
46位	福岡	77.21(35位)	84.62(28位)
47位	沖縄	77.64(27位)	86.01(1 位)

(統計情報部「2000年都道府県別生命表」より著者が作成)

図⑨:老人就業率と1人当たり医療費の相関

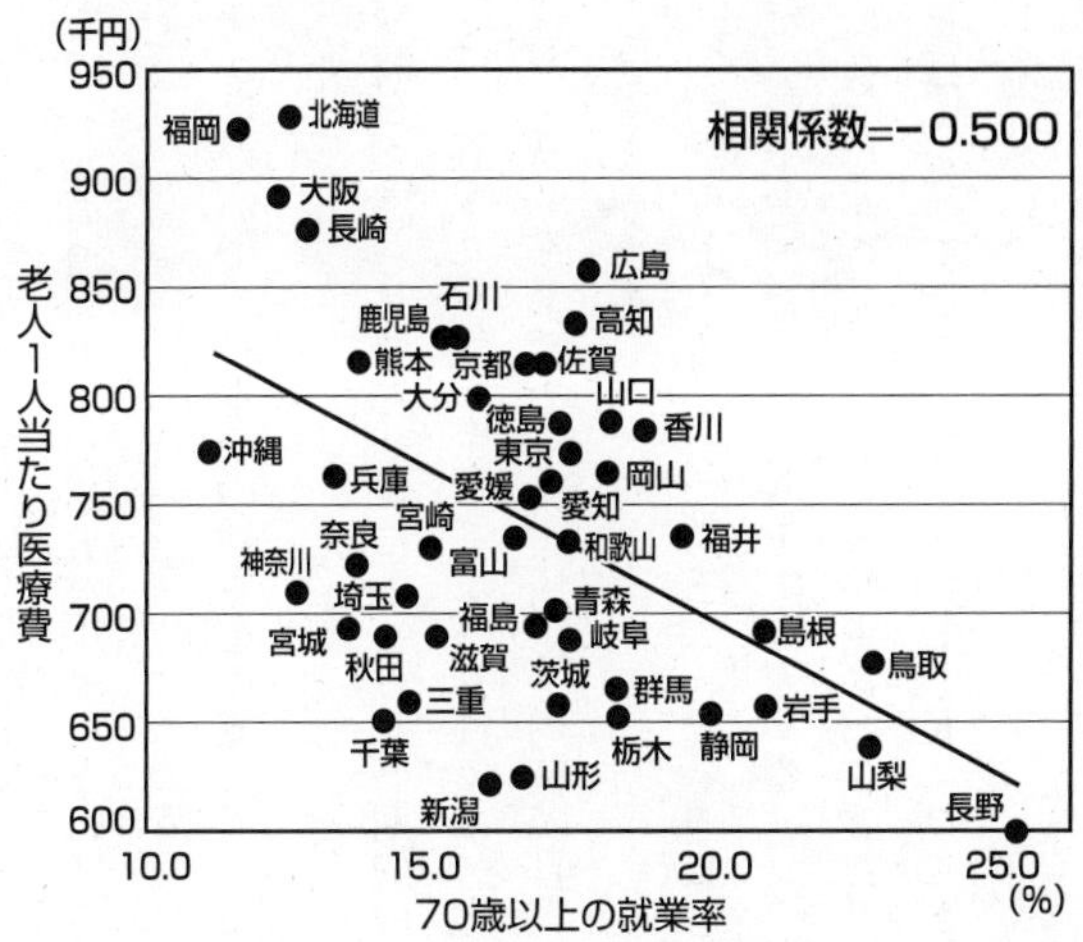

(総務省統計局「国勢調査」2000年、厚生労働省保険局「老人医療事業年報」2001年より)

係があるのもわかる。一人当たり老人医療費がもっともかさんだのは、北海道で約九三万円かかっている。最小の長野県は約六〇万円で、北海道のおよそ六五パーセントにすぎない（図⑨）。

つまり長野県は、日本で最も老人医療費をかけないで、日本一の長寿を達成していることになる。

その他にも、長野県の六五歳の平均自立期間（介護を必要とせずに生きられる期間の平均年数、いわゆる「健康余命」）は、男性では一五・九二年と全国二位、女性では一九・四四年と全国四位（一九九五年、厚生省調査）というデータや、一般病床平均在院日数も日本一短い（一九九八年、病院報告）というデータがある。

しかし、その割には、一〇万人当たりの一〇〇歳以上人口は一〇・三二人で全国二十二位とほぼ真ん中に位置している（一九九九年、厚生省調査）というデータもある。

このことからわかるのは、長く寝たきりになってから死んでいく人が少ないことだ。ぴんぴんと高齢まで元気で暮らして、コロリと亡くなっているのである。ＰＰＫ（ぴんぴんころり）と称して、これを老後の理想と見る人は多い。

長野県がＰＰＫの先進県になっている要因はいくつか考えられる。離婚率が低く、大家族主義で、地域のまとまりがいいなど在宅介護が行ないやすい環境が整っている。さらにその在宅医療をしっかりとフォローする地域医療システムが充実していることは確かだ。

それにプラスして、「元気で長く働いている」ということが挙げられるだろう。同じようなＤＮＡを持ち、今や日本中同じようなものを食べていてこの差がつくのは、働いているか働いていないかの違いが大きいのではないだろうか。

これは企業勤めとは限らない。孫の世話をしながら畑で農作業をするなど、役割を持って働いていることがポイントだ。定年退職して好きなことができる日を心待ちにしている人は、もちろんそれでいいけれども、仕事が好きならできるだけ長く働くほうが、楽しくて健康な老後が過ごせるはずである。

惨めなのは、ボケた年寄りよりもバカな年寄り

老化や老年病などの研究をしている国立長寿医療センターの調査結果によると、八割を超える人が「高齢者になるのは不安」と答えていた。平成十六年、全国の二〇～七〇代の男女、約二〇〇〇人に調査した結果である。

何が不安かというと、最も多かったのが「自分が寝たきりや認知症になって介護が必要になること」で七八パーセント、二番目が「自分が病気になること」で七二パーセント、三番目が「退職に伴い定期的な収入がなくなること」で六八パーセントだった。心配な病気として七七パーセントの人がガンを、七〇パーセントの人が認知症を挙げている。

長生きしたくないという人が四割もいて、老後へ向けての不安の強さがうかがえる。さまざまな感情の中で、「欲」は老化によって薄れてくるけれども、「恐怖」は年とともに高まっていく人が多いのだ。

国立長寿医療センターの調査でも、不安の上位は健康問題だったように、「ボケ恐怖」や「寝たきり恐怖」、あるいは「ガン恐怖」「死の恐怖」などの不安に駆られると、思考がそちらにばかり向かってしまう。

腰でも頭でもどこか少し体が痛いと心配になって、その度にすぐ医者に行ったり、少し食欲がないだけで「ガンじゃないか」と不安に思って、ますます食事が喉を通らなかったりする。「ボケたくない」と切望する人は多いけれど、それで何をするかというと、せいぜい「ニンテンドーDS」だったりするわけだ。

私自身が常に持っているのは「バカ恐怖」である。要するに人からバカだと思われたくない、言われたくないのだ。「和田はずっと同じことを言ってるじゃないか」と思われるかもしれないが、ずっとその恐怖があるのは事実だ。私には「ボケ恐怖」よりも恐ろしい。

それというのも、先述したように「賢い年寄りは尊敬されるけれど、バカな年寄りは相手にされない」からである。

ボケとは介護の対象だ。ボケてからのほうが、人から相手にされるケースもある。つまり、ボケる前は家族がまったく相手にしてなかったのに、ボケの症状が現われた途端に慌てて出す家族はいくらでもいる。ボケた人に対してはデイケアもあるし、ボケの程度に合わせてプログラムやカリキュラムもある。むしろボケてからのほうが相手にされる幸せを経験するかもしれない。

年を取って惨めなのは、ボケた年寄りよりもバカな年寄りなのだ。「この人に聞いたって何もならない」「この人は役に立たない」と周囲から思われる、要介護状態になる前の「役立たず状態」こそがいちばん惨めな老人だと私には思えてならない。

何らかの形で、人の役に立っていることが実感できないと、人は幸せを感じられない。誰かの役に立つことは、相手のためにというよりも「役に立っている自分」を実感し、自己愛を満たすことにつながるのだ。

各地のシルバー人材センターに登録して仕事を紹介してもらうのでもいいけれども、何か専門知識があれば、それを活かすこともできる。銀行を退職したある人は、その知識を活かして借金の相談にのっているそうだ。メーカーに勤めていた理工系の老人は、今、東南アジアで引っ張りだこだ。現地の製造業は、技術を教えてくれる人を渇望しているからだ。人にものを教えて感謝されることは、素晴らしい「快体験」である。

お金を稼がなくても、ボランティアで人の役に立つことは、今、いくらでもできる。十数年前に比べて、ボランティア団体や制度が格段に充実しているからだ。

「役に立たない」と自分を決めつけてしまうと、周りにもそう思われてしまい、ますます自己嫌悪に陥るという「悪循環」にはまってしまう。そうなる前に、自分から行動を起こせば、あなたを必要としてくれる人や場所は必ずあるし、人の役に立ちたいと思う気持ちを持ち続ければ、年を取っても努力をすることができる。

そうすれば、「努力→人の役に立つ→感謝される→さらに努力する」という好循環を実現できるし、尊敬される年寄りとして充実した人生を送ることが可能になる。

Point 仕事やボランティアで、いつまでも自分が人の役に立てるものを見つけておく

人に「嫌われない」ことの大切さ

自分が楽しいと思うことをするのがもちろん大切だが、周りから必要とされる存在でいようと心がけていないと、寂しい老後になってしまう。

いくら金はあっても、いくら意欲を示しても、ゴルフであれ麻雀であれ、周りから誘われなくなったら終わりである。

何かしらの長所も必要だろうが、少なくとも「嫌われない人間」であることが大前提になる。一応はゴルフに誘ってみたけれど、人の悪口や僻(ひが)みっぽいことばかり言っていると、「うっとうしいから、もう次は呼ぶのをやめよう」となってしまう。

リタイアした友人同士でも、現役世代との交流でも、定年後ともなれば嫌な相手を我慢

して呼ぶ義理はないのである。自分は親分のつもりでいても、面倒見のよさや責任感はないくせに態度だけは親分気取りだと部下から見られていたりすると、会社を引退した途端に声がかからなくなる。麻雀であれゴルフであれ、横柄で威張り散らす人間を定年後にも呼びたいかと考えてみればよくわかる。

昔話を巧みに語って面白い、といった評判が定着していれば、誘われることも多いだろう。利害が絡まないから、現役世代から「今の部内はこんなふうになってるんですけど、どうしたらいいですかね」などと相談をされるかもしれない。「あのお局様をうまく使えばいいよ」などとツボにはまったアドバイスができたりすれば、交流も続くだろう。

スポンサーとなって奢るのなら、何回かは呼んでもらえそうだ。だが、定年後もずっと遊び仲間を維持していくのは、それほど簡単なことではない。

すごく賢いとか人徳があるとか、いるだけでホッとさせるとか、人が自分を魅力的と思って必要としてくれる、自分なりのポイントを見つけておくことが必要だろう。それを知って、強化しようと努力することも大切だ。

こうした準備をしないと、ある日、突然、まったく必要とされない自分に気づいて呆然とすることになる。人から必要とされない存在になると、耐え難いほど寂しい思いをすることになる。これでは感情がまた一気に老化してしまう。

「不安」はコントロールできないが、「行動」はコントロールできる

ここまで感情の老化を防ぐための習慣やアイディアをいろいろ挙げてきた。

だが「自分のやってきたこととはぜんぜん違う」「もう老化してしまっているのでムダなのでは」と考え込んでしまった人もいるかもしれない。あるいは「妻からも、誰からも相手にされないのではないだろうか」という不安に取りつかれてしまう人もいるかもしれない。

いったん不安に取りつかれてしまうと、感情がコントロールできなくなるから、不安から抜け出せなくなる。ここで参考になるのが、森田療法の考え方だ。

これは対人恐怖症などに有効とされている心理療法のひとつで、東京慈恵会医科大学の初代精神科教授になった森田正馬さんによって日本で作られたものである。西欧の心理療法が、不安や葛藤を排除しようとしたのに対し、森田療法では不安も葛藤も、あるがままの自分として受け入れて、その上でどう行動するかを説いている。

不安を打ち消したり、取り除いたりするのではなく「じゃあどうするか?」と問うのである。たとえば、私はよく受験生から「落ちるのが不安で不安でしかたがありません。勉強が手につきません」という相談を受ける。ここで森田療法の考え方を当てはめて、その不安にも、メリットとデメリットがあるという話をする。

つまり不安だから、落ちる心配があるから人間は勉強するのである。落ちたくないから勉強する、そういう人が合格する。不安を感じない人は、必死になって勉強をしないし、試験の本番でも見直しなどしないから、単純なミスで落ちてしまう。だから不安を感じるのは自然なことだし、それで勉強が手に付かなければデメリットにしかならないが、不安を勉強の原動力にすればすごいメリットになる、などと言うと納得するものだ。

同じように、相手にされなくなる不安があるなら、年を取っても賢くいられるように勉強するとか、人に親切にするなど、行動を起こすことはできる。

不安はコントロールできないけれども、行動はコントロールできるのだ。不安は不安でいい。ありのままに受け入れた上で、その上でどうするかと行動を進めるのである。

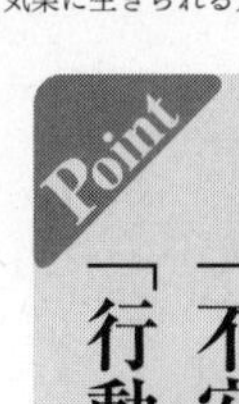

「不安」を感じたら、それをバネにして「行動」に移すことを心がける

今の五〇代に「お金への不安」は必要ない

老後を控えて、「健康不安」とともに大きいのが「金銭的な不安」だ。先の調査でも約七割の人が挙げていた。

だがこれは誤解を恐れずに言えば、今、そこそこの大企業に勤めて、定年まで勤められる自信があれば、老後に備えた貯金なんか一円も要らない。

なぜかと言うと、まず年金が高い。四〇代より若い層は危ないと言われているが、現在、五〇代の夫婦なら、まず国民年金と厚生年金、さらに企業年金で毎月四〇万円くらいは出る。これで持ち家の場合であれば生活できないわけはない。それに加えて退職金がある。老後の生活設計は十分に立つのだ。

病気になったり、要介護になったりしたときはどうだろうか。

実は今、介護保険制度のおかげで、有料老人ホームの価格破壊が起こっている。だから五〇〇万～一〇〇〇万円で、ちゃんとしたワンルームの有料老人ホームが買える。しかも都市の近郊で、立地条件のいい場所で見つかるはずだ。

なぜそういう構造になるのだろうか。

有料老人ホームで月々にかかる費用は、夫婦入居の場合、家賃と食費と合わせて二〇万～二五万円といったところだ。これが健康に暮らしているときの基礎的な支出であり、先に挙げた人たちなら、十分、年金の範囲である。

もし要介護状態になったときは、介護保険から毎月およそ二五万円が出る。一割負担だから、毎月の支出は二万五〇〇〇円ほど増える。

これをホームのほうから見ると、売り上げが二五万円増えることになる。月に四〇万～四五万円になるのだから、ホームにとっても〝いいお客さん〟になるのである。こうしたからくりがあるから、入居時の費用は抑えられているわけだし、要介護になったときも追い出される心配はない。

そこそこの企業に勤めていて持ち家ならば、という条件は付くが、貯金など一円もなくても、寝たきりになってもボケても、金銭的な心配はない。
だから子供が大学を出て手を離れたら、ボーナスは全額遊びに使っても、まったく問題がない。住宅ローンが多少は残っているかもしれないが、それにしても毎月一〇万～二〇万円の自由なお金はできるだろう。これまで子供に使っていた金を小遣いにしていいわけだ。何をおいても「老後の蓄え」を優先する人は少なくない。しかし、金銭的な心配の必要ない今、何のために蓄えるのだろうか。

Point

子供が独立したら、ボーナスは全額、「自分が楽しいこと」に使い切る

自分のため、感情の老化予防のために、もっと金を使う

では、何のためにお金を使うかというと、年を取ると「楽しいこと」をしたほうが、結局は心にとっても体にとっても有益だからだ。つまり健康に長生きできる。精神的な快刺

激が、免疫機能を高めるという研究成果も発表が増えてきた。

「楽しいこと」をして感情の老化を防ぎ、若々しさを保つことは、健康で幸せな人生を全うする有効な方法論なのだ。年を取ってからのほうが強い刺激が必要だから、そのためにお金を使うのである。

従来、日本の場合は年を取ったときに、住み慣れた土地を離れて温暖な土地で過ごしたいという希望は少なく、年金生活を続けながらも、月々は黒字になっているという人も多かった。最近は、定年後は海外に長期滞在をしたいという人も増えてきて、ＪＴＢはその専門の部署を作って斡旋（あっせん）をしている。

「団塊（だんかい）の世代」の定年退職が近づいてきて、少し流れが変わってきているようだ。「財産は子供に残すもの」という価値観は根強いけれども、「財産は自分たちのために使ってもいいじゃないか」と考える人も増えてきている。

「リバースモーゲージ」という仕組みがある。持ち家など不動産を担保としてお金を借り、死後は不動産を売却して返済する方法だ。自宅はあるけれども、年金など収入はわずかしかないという高齢者が、住み慣れた家で暮らし続けられるというメリットがある。

バブル崩壊後に不動産価格が下がったこともあって、金融機関が積極的に勧めなくなっていたが、最近は地価が安定してきたこともあって、また復活してきている。「子供に財産を残さなければいけない」と思わなければ、毎月一〇万円なり二〇万円なりの金が入ってくるのである。

「子供のために」と思う親心は私も理解できる。ただ平均寿命から考えると、自分が死んで相続が発生するときは、子供も六〇歳前後になっていることを考えたほうがいい。孫の教育もそろそろ終わる年齢なのだ。親が面倒を見ている限り、子供の巣立ちは遅れてしまう。将来、六〇歳のニートを作らないためにも、子供には財産を残さないことを明言しておいたほうがよさそうだ。

年金財政も破綻しそうだし、六〇歳の子供がかわいそうとか心配だというのは、親心としてはありがたいが、そこまで気にかける必要があるのだろうか。むしろ自分の老化予防のために金を使ったほうが、子供にも迷惑をかけないはずである。

Point

「財産は子供には残さない」と言い続ける

「心のデフレ」を取り払おう

最近になって、自分のために金を使うことの罪悪感もいくぶん薄れてきたように思う。ローリング・ストーンズが来日するたびにコンサートに行く五〇代は珍しくない。小田(おだ)和正(かずまさ)やサザンオールスターズといった既に中高年のミュージシャンが第一線で活躍を続けているのを支えているのも、中高年のファンだ。ユーミンのコンサート、中島みゆきの夜会など大人を病み付きにするステージもたくさんある。

若いころは高くて行けなかったユーミンのチケットも買える。子育てに追われて行きたくても行けなかった小田和正も行ける。ローリング・ストーンズは一生日本では見られないと思っていたのに何度も見られる。

もちろん演歌が好きなら演歌のコンサートでもいい。氷川(ひかわ)きよしのコンサートは五〇代以上の女性で満杯だという。そのうちの何割かは娘に借りてきたような年齢不詳なファッションで、歓声を上げているのだという。「ヨンさまブーム」の渦中にいるファンたちは、韓国まで出かけてロケ地巡りなどをしている。中高年の女性たちは男性に先んじて、楽しみを見つけるすべを体得しているようだ。

年を取って、夢だったことを実現できるケースは多い。なぜなら時間ができて金もできるのだから。しかも今の老人やこれから年を取る中高年は、時代の巡り合わせにも恵まれている。

海外旅行ひとつとってみても、昭和四十年に初登場した「JALパック」では、ハワイ九日間が三七万八〇〇〇円もした。現代に換算すると四〇〇〇万円に近い、きわめて贅沢な旅行だった。今なら夫婦でビジネスクラスでエジプト旅行に行っても、ここまではかからない。一六〇万〜一七〇万円あればファーストクラスで、ヨーロッパを往復できる。

また昭和三十年代、テレビの普及率は一〇年間で、一桁からほぼ一〇〇パーセント近くまで伸びた。昭和三十四年当時、一四インチの白黒テレビが六万五〇〇〇円。公務員の初任給が一万二〇〇〇円だったから、現代なら約一〇〇万円ということになる。

それを思えば、ボーナスで大型の液晶ハイビジョンテレビを買って、高級なホームシアターのセットまで組むことだって、少しも無謀なことではない。

「ちょっと高価だけど、なんとか買える」という価格である。私は「二五万円理論」と名付けているのだが、日本では購買欲をそそる画期的な新製品は二五万円前後で発売される。

たとえばＶＨＳのビデオデッキや、八ミリビデオカメラ、レーザーディスク、ソニーの犬型ロボット・アイボも、みんな二五万円で発売されてヒット商品になった。市場に出た第一号機はもっと高かったにしても、二五万円の機種が出ると「ちょっと高いけど欲しい！」「頑張れば買える」「もうこの値段なら買ってもいいよな」となって売れ筋商品になる。

八〇年代から二〇年以上、この「二五万円理論」が生きてきたと思う。今のノートパソコンだって一〇万円を切るようなものは企業向きで、個人として欲しくなる薄型・軽量の高性能な機種はやはり二五万円ほどする。要するに日本人は、二五万円ぐらいだと手の届く価格だと思うらしいのだ。

ただ一方で、ＤＶＤレコーダーのように、一〇万円前後まで下がらないと売れない製品も出てきた。電化製品全般への目新しさがなくなって、「買ってもいいよな」という水準がどんどん下がっている。こうした「心理デフレ」がひどいから、メーカーも画期的新製品を出しにくいという悪循環もある。

そんな中、液晶の大型テレビも店頭の実売価格なら二五万円ほどで買えるようになって、普及に弾みがついている。「二五万円理論」の健在を示しているようだ。

そんな二五万円とか、一〇〇万円の心理的な抵抗線があるときに、五〇万円や一〇〇万円のものを買うことは、非常に高いものに思うかもしれない。だが、昭和三十年代のテレビや、昭和四十年代の海外旅行を考えれば、決して買えない価格ではない。

一〇〇万円で大型の液晶テレビとホームシアターセットを設置すれば、しばらくは家に帰ってくるときもワクワクするだろう。

Point

一〇〇万円で買いたいもの、したいことのリストを作って、一年に一度は実行する

お金の運用は、四〇代から勉強する

どうしても日本人には、お金に対して禁欲的なところがある。五〇代になって子供も手が離れ、経済的に余裕ができても、「老後にいくらかかるかわからない」と考えて、お金を使うことを規制してしまう。「贅沢（ぜいたく）は敵だ」という精神が、今も根強く息づいている。

新聞や雑誌などでよく見る老後資金の試算などによると、何千万円も必要のようなことが書いてあるから、多くの人が相当な金額を貯金しなければならないと思い込んでいる。だが、日本ほど貯金しなくていいようなシステムができあがっている国は珍しい。とりわけ大企業に勤めている人はそうだ。

数週間ずつ各国の高級コンドミニアムに泊まりながら旅をしている夫婦がいた。「現役時代は普通のサラリーマンでした」と言うので、聞いてみると地味ではあるけれど名の知られた大メーカーだった。

現在の経済情勢から考えると、五〇代以上はいわゆる「勝ち組」だ。この年代で持ち家があって企業年金もある人たちは、もう貯金は要らないと断言していい。貯金よりも楽しいことにしっかりと金を使ってもらったほうが、日本経済のためにもなる。

ただし四〇代から下の年代は、準備が必要になる。大企業であっても、この先、二〇年の予測は難しい。企業の好不調もさることながら、年金財政の破綻も考慮しておく必要がある。企業年金も、廃止や縮小をする会社が出てくるかもしれない。実際、私の父親が勤めていた会社は、会社再生法が適用されたとたんに年金が大幅に削減されてしまった。

アメリカ最大の自動車メーカーであるＧＭが経営危機に陥った背景には、企業年金や退職者にも適用される手厚い保険制度がある。「〇パーセントで運用して年金を出します」「生涯、面倒見ます」という約束は、高利回りでの運用が難しくなったり、平均寿命が延びて持ち出しになったからといって、簡単には反故(ほご)にできない。

日本でも今後、年金倒産や退職金倒産の危険性はある。ということは、四〇代の人は、やはり老後にそなえて貯金や財産を作っておく必要がある。定期の預貯金一辺倒ではなく、株であれ投資信託であれ、積極的に運用しておくことも一法だ。四〇代と言えば、社会の中核として働いているわけだから、ある程度の目利きになっているはずだ。

すでにネット上での取引をしている人も多いだろうが、変動するチャートを見ながら売買の決断を繰り返すことは、「感情の老化予防」にもなる。財産のすべてを、株や元本割れの危険のある金融商品につぎ込まないことは常識だが、一般論から言うと、今ぐらい預貯金金利と株の利益に差があると、多少のリスクはとってもリターンを狙いたくなる。一年間の利回りが一割、二割という投資信託がざらにあるのだから。

目下のところ、住宅ローンに追われている人も多いだろう。前出のリバースモーゲージがあることを考えれば、これは〝貯金〟とも考えられる。将来はこの住宅を担保に老後資金ができるからだ。リバースモーゲージで融資を受けるためには、利用時にローンを完済していることが条件になるだろうから、必要になりそうな時点を逆算して、間に合うように繰り上げ返済をするなど、計画性が必要だろう。

住宅ローンの繰り上げ返済を第一としながら、五〇万から一〇〇万円のお金を使って、株など積極運用の訓練をしておく。その組み合わせが、四〇代の個人金融戦略としては有効だと思う。

Point

少額でもいいから、四〇代を過ぎたら、株などで資産運用の勉強を始める

シェイクスピアの『リア王』が描き出す老人の悲劇とは

シェイクスピアの悲劇『リア王』をご存じだろうか。こんなあらすじだ。

高齢になったリア王は、三人の娘たちに領地を分け与えて自分は引退することを決意するが、その条件として、娘たちの自分への愛情を試そうとする。長女と次女は、言葉巧みに追従を言ったが、末娘のコーディリアだけは、口先だけの甘言を弄することもなく、激高したリア王はコーディリアを勘当してしまった。しかし、その後長女と次女に裏切られ、国を追い出されたリア王は、狂乱の姿で嵐の荒野をさまようのである。

後に窮地を救おうとするコーディリアの助けを得たものの、コーディリアも死に、その遺体を抱えたまま悲しみのために自分も絶命するという、悲惨な結末へと向かうのだ。

私は、この『リア王』とは、高齢者を如実に描いた物語だと考えている。どうもリア王は、半分くらいボケた状態だったのではないかと思う。象徴的なのは、褒められたり追従を言われたりすると、甘言でもごますりでもそちらを信じてしまうところで、これは高齢者にありがちな傾向である。その一方で、気に入らない人を排斥したり、疑い深くなるところが悲劇なのだ。

普段、自己愛が満たされていないから、少しでも自己愛が満たされると、コロリとそちらに引き込まれてしまうのである。

社会問題になった豊田商事の事件では、被害者の多くが高齢者だった。老人を狙った勧誘の手口は、まず家に上がると仏壇に線香をあげる。「息子だと思ってくれ」「田舎の老親に孝行するつもりでお世話したい」などと甘言を弄して、高齢者の心理につけ込んだのだ。

普段、周りに自己愛を満たしてくれる人がいないと、そんな詐欺師のような人間にでも、簡単に騙されてしまうという典型的な事件だった。

リア王のような年寄りでなくても、中高年になると、媚びでも追従でも、自分に寄ってきた部下をかわいがる上司は多い。出入りの業者はすり寄ってくるのが当たり前だと信じている人もいくらでもいる。

もちろん利害関係を離れて、尊敬しているから近づいてくる人もいるだろう。ただ九割方は、得になると思ってすり寄ってくるわけだから、それを自分の人間的魅力だと思っていると痛い目を見ることになる。

「すり寄っておくと得だ」と思っている人間にいくら目をかけたところで、あなたが彼にとって得でない立場になったときにどうなるかは明白だ。会社を辞めて独立してみると、かつて仕事をしていたときに自分の実力だと思っていたものは、会社の名刺によって与えられていたことに気づくのと同じ理屈である。

ある会社の役員が「ごますりって、わかってても気持ちいいんだよなあ」と、ずいぶん正直な感想を漏らしていた。実際、ごまをすられるのは相当気分のいいものらしい。

しかし、ごますりだとわかっていても気持ちよくなってしまうとしたら、感情老化の黄信号である。見え透いたごますりですら気持ちよく感じてしまうというのは、普段、自己愛が満たされていないということの裏返しだからだ。それほど、自己愛を満たされたいという飢餓感が強いのだ。

そうなる前に、中高年になったら、まずは部下の自己愛を満たすことを優先するべきだ。年を取れば取るほど、偉くなればなるほど頭を下げる実利的な効果が高いのは既に述べた通りだ。つまり、相手の自己愛を強く満たすのだ。「上役が認めてくれた」「ぜんぜん偉ぶらないで、声をかけてくれた」という喜びは、同僚や後輩から褒められるよりも大きい。

そうやって、周りの自己愛を満たしてやれば、回り回って、自分の自己愛を周囲が満たしてくれるようになる。社会的な責任や地位が上がってきたときこそ、目下の人間に優しくしておくと、人生の最晩年になったとき尊敬や敬愛される存在でいられるのだ。

ごますりを気持ちよく感じたら、老化の証拠

病室にたくさんの人が見舞いに来る人、誰も来ない人

四〇歳前後ぐらいまでは、上を見ているほうが出世できるのも事実だろう。だが、少し賢く立ち回るのなら、四〇代、五〇代では、年を取ったときの準備段階として目線を下向きにしていくことが必要だろう。出来がいい部下には目をかけていったり、虐められている人間を助けてあげるとか、面倒見のよさを打ち出していくのだ。

これは老後のためだけではない。立場的に管理職としての能力を問われる年代である。日本の企業では能力や実績もさることながら、部下から慕われている人が部長になったり、重役になったりすることも少なくない。人望も実力のうちなのである。

若いころに問われているのは、仕事の出来であり、いわば選手としての能力である。これがある時期から、チームの指揮官として勝負する立場になる。その際、「一将功成りて万骨枯る」タイプの鬼監督よりも、下に慕われる監督になったほうが賢い。

高齢者専門の総合病院である浴風会病院に勤めていたころに、痛感したことがある。有名企業の社長だったり、一流大学の教授だったという入院患者にも、慕われていたことがよくわかる人と、まったく見舞いの来ない人とがいた。

こうした病院にいたことは人生経験としても大きな勉強になった。目下の人間に威張っていたらどういうことになるか、怖いくらいによくわかった。

上には媚びて、下に威張って出世した人の晩年は惨めなものだ。部下に威張って気晴らしをしていると、上司という立場でなくなった途端に悲惨なことになる。定年退職したあとは「なんだ、あのじじい」と反発されて年賀状もいっさい来なくなるなど、貧弱な人間関係を思い知ることになる。俗な言い方をすると、目下に対して横柄にしていた人間にはバチが当たるのだ。

ちゃんと人間的魅力で、目下の人たちとつき合ってきた人は、その職を退いてからも、交流が続くものだ。人生の最晩年を満ちたりた気持ちで安らかに過ごすために、今、できることは何か。それを自問して実行していれば、年を取る不安も消えていくはずである。

本書は、二〇〇六年十一月、小社より新書『人は「感情」から老化する』として刊行された作品を、加筆・修正のうえ文庫化したものです。

一〇〇字書評

切り取り線

購買動機（新聞、雑誌名を記入するか、あるいは○をつけてください）	
□（　　　　　　　　）の広告を見て	
□（　　　　　　　　）の書評を見て	
□ 知人のすすめで	□ タイトルに惹かれて
□ カバーがよかったから	□ 内容が面白そうだから
□ 好きな作家だから	□ 好きな分野の本だから

●最近、最も感銘を受けた作品名をお書きください

●あなたのお好きな作家名をお書きください

●その他、ご要望がありましたらお書きください

住所	〒				
氏名		職業		年齢	
新刊情報等のパソコンメール配信を 希望する・しない	Eメール	※携帯には配信できません			

あなたにお願い

この本の感想を、編集部までお寄せいただけたらありがたく存じます。今後の企画の参考にさせていただきます。Eメールでも結構です。

いただいた「一〇〇字書評」は、新聞・雑誌等に紹介させていただくことがあります。その場合はお礼として特製図書カードを差し上げます。

前ページの原稿用紙に書評をお書きの上、切り取り、左記までお送り下さい。宛先の住所は不要です。

なお、ご記入いただいたお名前、ご住所等は、書評紹介の事前了解、謝礼のお届けのためだけに利用し、そのほかの目的のために利用することはありません。

〒一〇一-八七〇一
祥伝社黄金文庫編集長　萩原貞臣
☎〇三（三二六五）二〇八四
ohgon@shodensha.co.jp

祥伝社ホームページの「ブックレビュー」からも、書けるようになりました。
www.shodensha.co.jp/bookreview

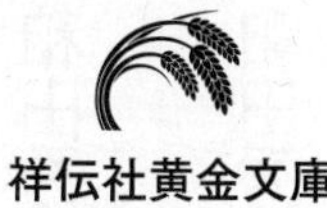

祥伝社黄金文庫

人は「感情」から老化する
――脳の若さを保つ習慣術

令和5年3月20日　初版第1刷発行

著　者　和田秀樹
発行者　辻　浩明
発行所　祥伝社
〒101－8701
東京都千代田区神田神保町3－3
電話　03（3265）2084（編集部）
電話　03（3265）2081（販売部）
電話　03（3265）3622（業務部）
www.shodensha.co.jp
印刷所　萩原印刷
製本所　積信堂

Printed in Japan　© 2023, Hideki Wada　ISBN978-4-396-31837-6 C0111

祥伝社黄金文庫

和田秀樹
頭をよくする
ちょっとした「習慣術」

「ちょっとした習慣」でまだ伸びる！「良い習慣を身につけることが学習進歩の王者」と渡部昇一氏も激賞。

和田秀樹
人づきあいが楽になる
ちょっとした「習慣術」

対人関係の感覚が鈍い「人間音痴」な人々――彼らとどう接する？　また自分が「音痴」にならないためには？

和田秀樹
お金とツキを呼ぶ
ちょっとした「習慣術」

実は、科学的に運をつかむ方法が存在していた！　和田式「ツキの好循環」モデルをこっそり伝授。

和田秀樹
会社にいながら
年収3000万を実現する
「10万円起業」で金持ちになる方法

実は、会社に居続けるほうが「成功の芽」を見つけやすい。小資本ビジネスで稼ぐノウハウが満載。

和田秀樹
負けない
大人のケンカ術

負けぬが勝ち！「九勝一敗より一勝九分のほうがよい」――「倍返し」できなくても勝ち残る方法があった！

和田秀樹
人生が変わる
「感情」を整える本

感情は表に出していいのです。「感情コントロール」の技術を習得すれば、仕事も人間関係もうまくいく！